Valkuilen in de orthopedische diagnostiek

Orthopedische casuïstiek

Valkuilen in de orthopedische diagnostiek

Redactie:
Koos van Nugteren
Dos Winkel

Met bijdragen van:
Nens van Alfen
Edith Cup
Sander Geurts
Renske Janssen
Bram de Lange
Philip VanLeene
Daphne Maas
Marc Martens
Allan Pieterse
Pat Wyffels

Bohn Stafleu van Loghum
Houten 2009

© 2009 Bohn Stafleu van Loghum, onderdeel van Springer Uitgeverij
Alle rechten voorbehouden. Niets uit deze uitgave mag worden verveelvoudigd, opgeslagen in een geautomatiseerd gegevensbestand, of openbaar gemaakt, in enige vorm of op enige wijze, hetzij elektronisch, mechanisch, door fotokopieën of opnamen, hetzij op enige andere manier, zonder voorafgaande schriftelijke toestemming van de uitgever.

Voor zover het maken van kopieën uit deze uitgave is toegestaan op grond van artikel 16b Auteurswet 1912 j° het Besluit van 20 juni 1974, Stb. 351, zoals gewijzigd bij het Besluit van 23 augustus 1985, Stb. 471 en artikel 17 Auteurswet 1912, dient men de daarvoor wettelijk verschuldigde vergoedingen te voldoen aan de Stichting Reprorecht (Postbus 3051, 2130 KB Hoofddorp). Voor het overnemen van (een) gedeelte(n) uit deze uitgave in bloemlezingen, readers en andere compilatiewerken (artikel 16 Auteurswet 1912) dient men zich tot de uitgever te wenden.

Samensteller(s) en uitgever zijn zich volledig bewust van hun taak een betrouwbare uitgave te verzorgen. Niettemin kunnen zij geen aansprakelijkheid aanvaarden voor drukfouten en andere onjuistheden die eventueel in deze uitgave voorkomen.

ISBN 9789031374755
NUR 894

Ontwerp omslag: A-graphics, Anita Amptmeijer, Apeldoorn
Ontwerp binnenwerk: TEFF (www.teff.nl)
Automatische opmaak: Pre Press Media Groep, Zeist

Bohn Stafleu van Loghum
Het Spoor 2
Postbus 246
3990 GA Houten

www.bsl.nl

Inhoud

Lijst van auteurs 1

Inleiding 3
Koos van Nugteren

1 Zwelling en pijn van de hand na een ruptuur van de strekpees van de pink 5
Koos van Nugteren

Inspectie 5
Algemene palpatie 6
Functieonderzoek 6
Specifieke palpatie 6
Therapie 8
Literatuur 9

1a Addendum: Chronisch Regionaal Pijn Syndroom type 1 11
Koos van Nugteren

Inleiding 11
Etiologie 11
Diagnostiek 12
Therapie 13
Preventie 14
Literatuur 15

2 Een 59-jarige man met hevige intermitterende pijn in zijn bekken 17
Dos Winkel

Algemene palpatie 18

	Functieonderzoek	18
	Specifieke palpatie	18
	Therapie	20
	Literatuur	21
2a	**Addendum: lymeborreliose of ziekte van Lyme**	**23**
	Pat Wyffels en Koos van Nugteren	
	Symptomatologie	24
	Diagnose	29
	Therapie	30
	Literatuur	32
3	**Toenemende heuppijn, beginnende rugpijn en onvermogen rechtop te staan bij een 17-jarige sportieve jongen**	**33**
	Koos van Nugteren en Bram de Lange	
	Inspectie	34
	Algemene palpatie	35
	Functieonderzoek	35
	Specifieke palpatie	36
	Therapie	39
4	**Liespijn en onvermogen het been te belasten, vijf dagen na een val op de rechterheup bij een 85-jarige vrouw**	**45**
	Koos van Nugteren	
	Inspectie	45
	Functieonderzoek	46
	Palpatie	47
	Therapie	48
5	**Pijn en een sterk mankend looppatroon bij een 85-jarige man met diverse vormen van pathologie, ontstaan nadat hij meerdere keren gevallen was**	**51**
	Koos van Nugteren	
	Inspectie	52
	Algemene palpatie	52
	Functieonderzoek	52
	Therapie	53
	Literatuur	54

6	**Een rechtszijdige klapvoet bij een 74-jarige man die een jaar geleden was behandeld met fysiotherapie wegens rugpijn met uitstraling in het rechterbeen**	**55**
	Koos van Nugteren	
	Inspectie	55
	Functieonderzoek	55
	Specifieke palpatie	56
	Therapie	57
7	**Hevige belastingafhankelijke pijn aan de plantaire zijde van de hiel tijdens hardlopen bij een 14-jarige jongen**	**59**
	Dos Winkel	
	Inspectie	59
	Palpatie	59
	Functieonderzoek	60
	Therapie	61
7a	**Addendum: botcysten**	**63**
	Koos van Nugteren	
	Terminologie	63
	Literatuur	70
8	**Hevige nek-schouderpijn gevolgd door paresen bij een 49-jarige man, daags na een bokstraining**	**71**
	Koos van Nugteren	
	Algemene palpatie	71
	Functieonderzoek	71
	Therapie	73
	Literatuur	75
8a	**Addendum: revalidatie bij neuralgische amyotrofie (NA)**	**77**
	Allan Pieterse, Daphne Maas, Renske Janssen, Edith Cup, Nens van Alfen en Sander Geurts *	
	Inleiding	77
	Herkenning van NA in de postacute fase	77
	Gevolgen van NA voor activiteiten en participatie	79
	Behandeladvies voor huisarts, revalidatiearts, ergotherapeut en fysiotherapeut	79

	Literatuur	82
9	**Een 28-jarige niet-sporter met sinds jaren bestaande wisselende blokkeringsklachten van de rechterknie** *Marc Martens*	**83**
	Inspectie	83
	Algemene palpatie	84
	Functieonderzoek	84
	Therapie	84
	Literatuur	86
10	**Pijn in beide onderbenen, spontaan ontstaan in één dag, bij een 62-jarige vrouw** *Koos van Nugteren*	**87**
	Inspectie	87
	Algemene palpatie	88
	Functieonderzoek	88
	Specifieke palpatie	88
	Therapie	88
	Literatuur	89
11	**Een 29-jarige man met een voortdurende neiging tot verzwikking van de rechtervoet na een enkeldistorsie** *Koos van Nugteren*	**91**
	Inspectie	92
	Functieonderzoek	92
	Palpatie	92
	Therapie	95
	Literatuur	98
12	**Sinds drie jaar bestaande, vooral nachtelijke pijn in de linkerpols, die zich uitbreidt naar de gehele linkerarm en linker thoraxhelft** *Philip VanLeene en Dos Winkel*	**99**
	Inspectie	100
	Palpatie	100
	Functieonderzoek	100
	Therapie	100
	Literatuur	102

Bijlage I	**103**
Criteria ter diagnosticering van een Chronisch Regionaal Pijn Syndroom type 1	103
Literatuur	104
Bijlage II	**105**
Het 'sign of the buttock'	105
Bijlage III	**107**
De MRC-schaal, een maat voor spierkracht	107
Literatuur	108
Verwijzingen naar eerder verschenen *Orthopedische Casuïstiek*	**109**
Register	**111**

Lijst van auteurs

Dos Winkel. Orthopedisch fysiotherapeut. Oprichter van de International Academy of Orthopaedic Medicine, waarvan hij van 1978 tot maart 2005 president was.

Koos van Nugteren. Fysiotherapeut in een particuliere praktijk te Nijmegen. Specialisatie: orthopedische aandoeningen.

Dr. Nens van Alfen. Neuroloog / klinisch neurofysioloog. Verbonden aan het UMC St. Radboud te Nijmegen.

Drs. Edith Cup. Ergotherapeut in het Universitair Medisch Centrum St Radboud te Nijmegen.

Prof. dr. Sander Geurts. Revalidatiearts in het Universitair Medisch Centrum St. Radboud te Nijmegen.

Renske Janssen. Ergotherapeut in het Universitair Medisch Centrum St Radboud te Nijmegen.

Bram de Lange. Fysiotherapeut in een particuliere praktijk te Nijmegen.

Dr. Philip VanLeene. Huisarts te Zoersel, België.

Daphne Maas. Fysiotherapeut in het Universitair Medisch Centrum St Radboud te Nijmegen.

Prof. dr. Marc Martens. Orthopedisch chirurg, verbonden aan het Universitair Ziekenhuis te Antwerpen en de Eeuwfeestkliniek te Antwerpen.

Allan Pieterse. Fysiotherapeut in het Universitair Medisch Centrum St Radboud te Nijmegen.

Dr. Pat Wyffels. Huisarts te Halle-Zoersel, België. Als wetenschappelijk medewerker verbonden aan het huisartseninstituut van de Universitaire Instelling Antwerpen (UIA) en docent aan de cursus *Orthopedische Geneeskunde* van Domus Medica te Antwerpen.

Inleiding

Koos van Nugteren

Iedere (para)medicus maakt het weleens mee: bevindingen bij het onderzoek van een patiënt suggereren sterk dat er sprake is van een bepaalde aandoening, maar na verloop van tijd blijkt er iets heel anders aan de hand te zijn. In sommige gevallen heeft dit grote consequenties voor de patiënt.

Het stellen van de verkeerde diagnose kan verschillende oorzaken hebben. Enkele voorbeelden:
– De behandelend (para)medicus kent de aandoening niet, ofwel omdat de aandoening zeldzaam is, ofwel omdat er nog maar sinds kort goede informatie over bestaat.
– Er zijn geen objectieve tests voorhanden die de aandoening gemakkelijk kunnen aantonen. Men moet dus afgaan op de klinische bevindingen.
– Beeldvormende technieken suggereren – in tegenstelling tot het klinisch beeld – dat er niets aan de hand is. Dikwijls blijkt het klinisch beeld echter betrouwbaarder dan de beeldvorming.
– Bij sommige relatief *zeldzame* aandoeningen komen de symptomen vrijwel overeen met die van andere *veelvoorkomende* aandoeningen.

Er is een aantal aandoeningen waarbij de (para)medicus gemakkelijk op het verkeerde been wordt gezet. Dit boek gaat over dergelijke valkuilen in de orthopedische diagnostiek.

Zoals gebruikelijk in de boekenreeks van *Orthopedische Casuïstiek* wordt ieder onderwerp besproken aan de hand van patiëntencasuïstiek uit de dagelijkse praktijk.

1 Zwelling en pijn van de hand na een ruptuur van de strekpees van de pink

Koos van Nugteren

In een poging om twee vechtende honden uit elkaar te halen, bezeerde een 34-jarige eigenaar meerdere malen zijn hand. Hij voelde na afloop hevige pijn in de muis van zijn duim. De pijn zakte in de loop van de dag. De volgende ochtend was de pijn in de duimmuis vrijwel verdwenen. Wel viel hem een ander probleem op; zijn pink stond krom in het distale interfalangeale gewricht. Hij consulteerde de plaatselijke huisartsenpost, die hem naar het ziekenhuis doorverwees voor röntgenfoto's. De röntgenfoto's toonden geen afwijkingen. Men diagnosticeerde het probleem als een 'mallet finger':* hierbij is de insertie van de m. extensor digitorum aan de distale falanx afgescheurd. De pink werd in gestrekte stand gespalkt.

Anderhalve week na het trauma ging de patiënt weer werken. Tijdens zijn werkzaamheden moest hij regelmatig zwaar tillen. Hij kreeg hierdoor pijn in zijn hand. Verder ontstond zwelling van de hand en voelde de hand warm aan. Bij een bezoek aan de fracturenpoli vertelde men hem dat er sprake was van een posttraumatische dystrofie. Hij kreeg vitamine C voorgeschreven en DMSO-zalf die hij vijfmaal daags op zijn hand moest smeren. Verder werd hij verwezen naar de fysiotherapeut, die hem een week later onderzoekt. Patiënt zit dan in de ziektewet.

Status praesens

Patiënt heeft lichte pijn in alle vingers ter plaatse van de interfalangeale gewrichten. Er is een doof gevoel in de vingertoppen.

Inspectie

Op het moment van het onderzoek is *geen* sprake van zwelling. Wel is er een gering kleurverschil tussen beide handen. De aangedane hand is iets donkerder van kleur.

---

* Mallet = houten hamer. Mallet finger = hamervinger; hierbij is de strekpees die insereert aan de distale phalanx geruptureerd.

Patiënt vermeldt dat de hand aan het eind van de middag en in de avond *wel* gezwollen is.

Wat verder opvalt, is dat het speciaal voor hem gemaakte spalkje het distale interfalangeale gewricht onvoldoende strekt (*figuur 1-1*).

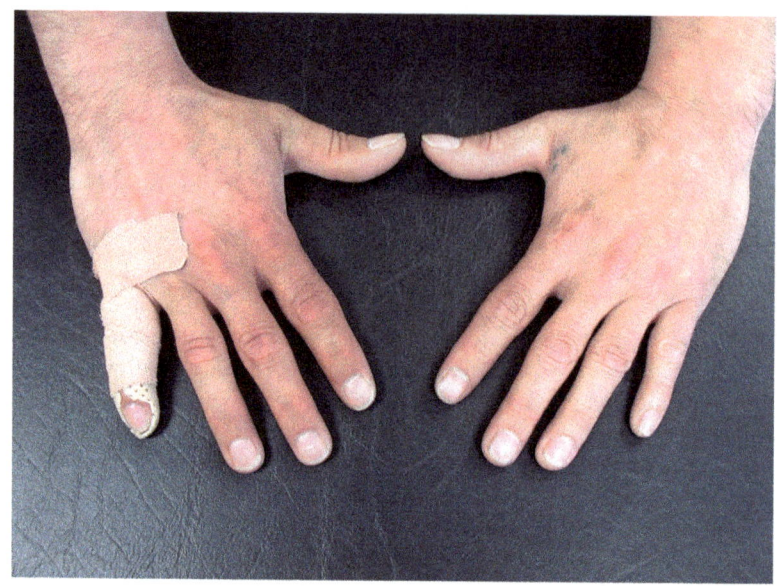

Figuur 1-1
Er is geen zwelling. Wel is er een gering kleurverschil tussen beide handen. De aangedane hand is iets donkerder van kleur. Wat verder opvalt, is dat het speciaal voor hem gemaakte spalkje het distale interfalangeale gewricht onvoldoende strekt.

Algemene palpatie

De temperatuur van beide handen is gelijk.

Functieonderzoek

De pink is gespalkt en kan niet worden onderzocht. De rest van de hand toont geen mobiliteitsverlies. Wel is sprake van:
– eindstandige pijn van de flexie en extensie van de pols;
– eindstandige pijn in de interfalangeale gewrichten voor wat betreft de flexie en – in mindere mate – de extensie.

Specifieke palpatie

– De pinkmuis is enigszins drukpijnlijk.
– De collaterale ligamenten van de distale interfalangeale gewrichten zijn drukpijnlijk.

Interpretatie Men kan zich afvragen of het hier gaat om een echte posttraumatische dystrofie. De diagnose van deze aandoening, die ook wel 'Chronisch Regionaal Pijn Syndroom type I' genoemd wordt, is lastig met zekerheid te stellen. Meestal gebruikt men hiervoor de criteria volgens Veldman e.a.[1]

Onderstaande drie punten gelden wanneer het een CRPS type I betreft.
1 Er is sprake van vier of vijf van onderstaande criteria:
   – onverklaarde diffuse pijn;
   – verschil in huidskleur;
   – diffuus oedeem;
   – verschil in huidtemperatuur;
   – actieve bewegingsbeperking.
2 Het ontstaan of verergeren van de symptomen na inspanning.
3 Symptomen in een gebied groter dan het gebied van het primaire letsel of operatie en in ieder geval in het gebied distaal van het primaire letsel.

Voor wat betreft punt 1 ontbreken het temperatuurverschil, het oedeem en de actieve bewegingsbeperking. Op het moment van het onderzoek is dus volgens de criteria van Veldman de diagnose 'Chronisch Regionaal Pijnsyndroom type I' niet te stellen. Verder kunnen we ons afvragen of punt 3 van toepassing is. Het probleem is immers niet ontstaan distaal van het letsel, althans als we ervan uitgaan dat het letsel zich distaal in de pink bevindt.

De vraag is of de gepresenteerde klachten niet het gevolg kunnen zijn van andere letsels in de hand; vermoedelijk bestaan er ook traumatische artritiden van de distale interfalangeale gewrichten met licht ligamentletsel. Misschien is er ook sprake (geweest) van een traumatische artritis van de pols en een contusie van de pinkmuis.

Diagnostische criteria CRPS

Er bestaan meerdere lijsten met criteria voor het diagnosticeren van een CRPS (*zie bijlage I*).

Criteria volgens Bruehl e.a.[2]
Bruehl e.a. hebben een lijst met criteria opgesteld waarvan het eerste punt luidt:
   'Continue persisterende pijn die *in geen verhouding staat* tot de ernst van het doorgemaakte letsel'.

Dit is een belangrijk punt; ieder letsel wordt immers gevolgd door een fysiologische inflammatoire reactie van het lichaam: rubor, dolor, calor en tumor. Deze symptomen horen bij een fysiologisch genezingsproces; een patiënt die weefselletsel heeft met verschijnselen van zwelling, temperatuurverschil, kleurverandering en pijn heeft dus bijna nooit een posttraumatische dystrofie; het noemen van deze term op grond van *alleen* inflammatoire verschijnselen is dus onjuist.

Criteria volgens Bruehl

> *IASP-criteria*
> Een andere lijst van criteria is die van de IASP.* Het laatste punt van deze lijst meldt dat *de diagnose moet worden verworpen bij aanwezigheid van condities die een verklaring kunnen bieden voor de mate van pijn en disfunctie.*

Vooralsnog stel ik de patiënt gerust. Het is namelijk best mogelijk dat de huidige symptomen horen bij een fysiologisch genezingsproces. Vermoedelijk is er ook sprake geweest van klein letsel van de interfalangeale gewrichten van de andere vingers. Zwelling binnen de carpale tunnel zou de neurologische symptomen (dove vingertoppen) kunnen verklaren. Mogelijk hebben de zware (til)werkzaamheden geleid tot irritatie en inflammatie van het aangedane weefsel.

Diagnose

'Mallet finger' en lichte traumatische artritiden van de pols en de interfalangeale gewrichten II t/m IV. Mogelijk verborgen contusie in de hand of pols.

Therapie

Zowel voor een CRPS als voor een letsel met inflammatie geldt: na een periode van rust weer opbouwen van de belasting op geleide van de pijn, waarbij ernaar gestreefd wordt de normale functies van de hand te herstellen.

Eigenlijk geldt voor deze patiënt: gewoon 'rustig aan doen' gedurende een week; de hand wel gebruiken bij lichte bezigheden maar geen zwaar tilwerk uitvoeren. Verder regelmatig actief bewegen van de vingers tot aan de pijngrens. Patiënt kan zelf regelmatig passief de vingers buigen en strekken om de aanwezige mobiliteit te behouden. Handelingen met de hand moeten wel enigszins aangepast worden vanwege de spalk om de pink.

Voor wat betreft de 'mallet finger' geldt: zes weken spalken van de pink met het distale interfalangeale gewricht in *volledige* extensie. Bij onvoldoende resultaat moet deze periode nog eens worden verlengd. Spalkjes bestaan er in diverse vormen en maten. Voor bovenstaande patiënt werd een speciale spalk op maat gemaakt die – zoals bij de inspectie al werd opgemerkt – niet voldeed. Dit spalkje werd dan ook direct vervangen.

Follow-up Een week na het eerste bezoek is er duidelijk minder pijn. De hand is dan al veel minder gezwollen. Alleen de pink wordt af en toe nog enigszins

---

* *The International Association for the Study of Pain.*

dik. Gedurende de weken die volgen neemt de pijn verder af. Het duurt nog wel enkele maanden voordat de 'mallet finger' volledig is hersteld.

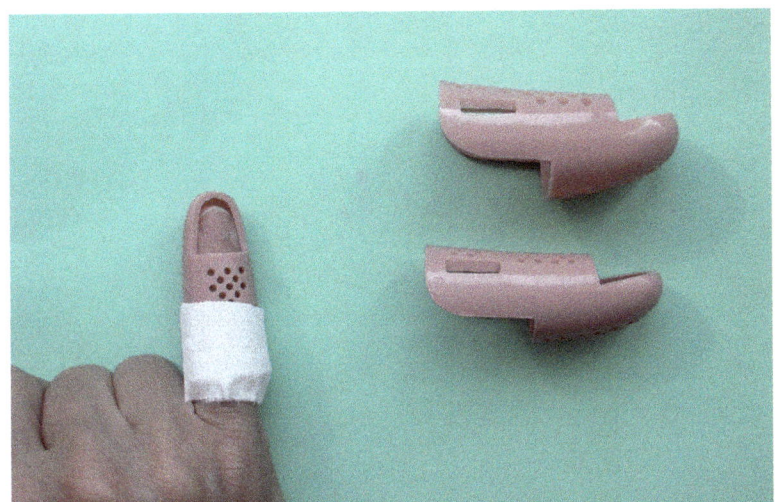

Figuur 1-2
Mallet-fingerspalkjes in verschillende maten.

Literatuur

1 Veldman PH, Reynen HM, Arntz IE, Goris RJ. Signs and symptoms of reflex sympathetic dystrophy: prospective study of 829 patients. Lancet 1993; 342(8878):1012-6.
2 Bruehl S, Harden RN, Galer BS, Saltz S, Bertram M, Backonja M, et al. External validation of IASP diagnostic criteria for Complex Regional Pain Syndrome and proposed research diagnostic criteria. International Association for the Study of Pain. Pain 1999;81(1-2):147-54.

1a Addendum: Chronisch Regionaal Pijn Syndroom type 1

Koos van Nugteren

Inleiding

Over de oorzaken, verschijningsvorm, behandeling en ziekteverloop van het 'Chronisch Regionaal Pijn Syndroom type 1', ofwel 'CRPS-1', bestaat nog zeer veel verwarring. Onder andere komt dit door het ontbreken van een duidelijk pathofysiologisch mechanisme: men weet niet waardoor het wordt veroorzaakt. Evenmin heeft men zekerheid over *hoe* de symptomen het beste kunnen worden bestreden. De aandoening kent vele namen, waaronder posttraumatische dystrofie, südeckdystrofie en sympathische reflexdystrofie. Er wordt onderscheid gemaakt tussen een type 1 en een type 2. Type 2 werd vroeger ook wel causalgie* genoemd: hierbij bestaat er een aantoonbaar zenuwletsel. Dit addendum behandelt alleen type 1.

De definitie van deze aandoening, zoals beschreven door de IASP, luidt:**

'Complex Regionaal Pijn Syndroom' is een verzameling van lokaal optredende pijnlijke condities volgend op een trauma, die zich met name distaal uiten en in ernst en duur het verwachte klinische beloop van het oorspronkelijke trauma overtreffen, veelal resulterend in een aanzienlijke beperking van de motoriek, daarbij gekenmerkt door een variabele progressie in de loop van de tijd'.

Etiologie

De werkelijke oorzaak van een CRPS-1 is niet bekend. Er zijn aanwijzingen dat ongewenste inflammatoire processen een rol spelen. Vermoedelijk zijn hierbij ook zenuwen betrokken (neuro-inflammatie). Verder is er sprake van een verhoogd huidlactaatgehalte, wat suggereert dat in aangedaan weefsel een *anaerobe* verbranding plaatsvindt; kennelijk is in aangedaan weefsel onvoldoende zuurstof aanwezig. Een andere mogelijkheid is dat

---

* Causalgie betekent letterlijk: brandende pijn.
** IASP = The International Association for the Study of Pain.

aangedaan weefsel minder goed in staat is zuurstof op te nemen uit het bloed.

Hoe deze afwijkingen tot stand komen is vooralsnog onduidelijk.

Diagnostiek

CRPS-1 is een diagnostische valkuil: een objectieve klinische test ontbreekt en de aandoening kan niet door beeldvorming of bloedonderzoek worden vastgesteld.[1] Een probleem is dat ieder weefselletsel wordt gevolgd door een zekere mate van rubor, dolor, calor, tumor en functio laesa, symptomen die ook worden beschreven bij een CRPS-1. Het is niet duidelijk te bepalen wanneer deze symptomen vallen binnen de normale grenzen van een fysiologisch genezingsproces, dan wel het begin vormen van een CRPS-1. Er bestaat dus een grijs gebied waarbinnen de diagnose dubieus is.

Er is nog veel discussie over de diagnostische criteria voor CRPS-1. Meestal moeten het verhaal van de patiënt en de bevindingen bij het lichamelijk onderzoek uitwijzen of er (waarschijnlijk) sprake is van een CRPS-1. Er zijn drie veel toegepaste lijsten van diagnostische criteria aan de hand waarvan men kan inschatten of het werkelijk gaat om CRPS-1. Deze lijsten zijn te vinden in *Bijlage I*. Het zijn:
– de IASP-criteria;
– de criteria volgens Bruehl e.a.;[2]
– de diagnostische criteria volgens Veldman.[3]

Vermoedelijk bevatten de criteria volgens Bruehl het hoogste aantal diagnostische componenten.[4,5]

De makers van de richtlijn 'Complex Regionaal Pijn Syndroom type 1' zijn echter van mening dat de IASP-criteria en de criteria van Veldman het meest geschikt zijn om de diagnose te kunnen stellen.[1] Toch is ook de eerste regel van de criteria volgens Bruehl e.a. van belang; 'er moet sprake zijn van continue persisterende pijn die in geen verhouding staat tot de ernst van het letsel'. Als we geen rekening houden met deze regel, kunnen we gemakkelijk een fout-positieve diagnose stellen. Vooral na gecompliceerde polsfracturen kunnen gemakkelijk nog lange tijd pijn, zwelling, bewegingsbeperkingen, neurologische verschijnselen en dergelijke bestaan. Daarbij hoeft geen sprake te zijn van een CRPS-1. Het is dus de kunst om in te schatten of de grootte van het letsel in verhouding staat tot de duur en ernst van de symptomen tijdens de revalidatie.

Er schuilt een ander gevaar in het – te snel – diagnosticeren van een CRSP-1; het vermoeden van een CRPS-1 kan namelijk gemakkelijk een onderliggende oorzaak maskeren, zoals een posttraumatische artrose, gestoorde fractuurgenezing, inactiviteit ('disuse'), erysipelas* of een andere aandoening.[4]

---

* *Acute, door een streptokok veroorzaakte infectieziekte van lederhuid en onderhuids bindweefsel. Hierbij is sprake van koorts en een rode pijnlijke huidzwelling.*

Bij het diagnosticeren van een CRPS-1 moeten we dus ernstig rekening houden met twee gevaarlijke valkuilen:
1 De gepresenteerde symptomen lijken sterk op een CRPS-1, maar horen bij een fysiologisch genezingsproces; er is dus *geen* sprake van CRPS-1.
2 Er is sprake van een niet-herkende en dus niet-behandelde onderliggende aandoening. Men loopt gevaar de diagnose CRPS-1 te stellen waardoor onderzoek van de werkelijke oorzaak achterwege blijft. Dit kan grote consequenties hebben voor de patiënt omdat door deze vergissing de onderliggende aandoening onbehandeld blijft.

Van 2004 tot halverwege 2007 bezochten 395 patiënten met de verdenking op CRPS-1 de CRPS-polikliniek van het UMC St. Radboud te Nijmegen. Nauwkeurig werd onderzocht of bij deze patiënten werkelijk sprake was van een CRPS-1. Uiteindelijk bleek dat bij 91 patiënten de diagnose CRPS-1 gesteld kon worden; dat is slechts 23%. Bij de andere patiënten (77%) berustten de klachten op een *andere* aandoening, of er kon geen specifieke diagnose worden gesteld.
Andere aandoeningen die gevonden werden waren:
– neurogene pijn (CRPS-2 ofwel causalgie);
– een andere posttraumatische oorzaak;
– een vasculaire oorzaak;
– inactiviteit;
– een psychogene oorzaak.

Patiënten met de aanvankelijk gestelde diagnose CRPS-1 hebben kennelijk opvallend vaak een andere aandoening. Men kan zich afvragen wat er – pathofysiologisch – precies aan de hand is met de *werkelijk* binnen de criteria passende patiënten met CRPS-1. Het is zeker niet ondenkbaar dat in de toekomst binnen deze groep van 'echte' CRPS-1-patiënten weer subgroepen te onderscheiden zullen zijn waarbinnen verschillende pathologische mechanismen worden gevonden.[5] Nu al worden drie subgroepen beschreven van CRPS-1-patiënten bij wie 1) vasomotorische symptomen op de voorgrond staan, of 2) neuropathische symptomen, of 3) een combinatie van alle beschreven symptomen.[6]

Therapie

Patiënten die te horen krijgen dat ze lijden aan posttraumatische dystrofie (ofwel CRPS-1), vrezen vaak dat ze in een rolstoel terecht zullen komen of nooit meer hun hand kunnen gebruiken. In de media worden namelijk regelmatig patiënten beschreven met zeer ernstige CRPS-1-klachten.
Men moet zich realiseren dat na een pols- of enkelfractuur weliswaar iedere patiënt te maken krijgt met verschijnselen van inflammatie, maar dat er lang niet altijd sprake is van een (ernstige) vorm van CRPS-1. Een positief gediagnosticeerde CRPS-1-patiënt belandt slechts zelden in een

Niet catastroferen

rolstoel. Op lange termijn geneest circa 90% van de patiënten. Geruststelling van de patiënt is dus op zijn plaats. Catastroferen tegenover de patiënt zal dikwijls leiden tot het niet gebruiken van het aangedane ledemaat, angst om te bewegen en een vertraagd herstel van de aandoening.

Fysiotherapie/kinesitherapie/oefentherapie

Over het te volgen beleid bij een CRPS-1 bestaat grote verwarring. Het varieert van absolute rust tot een zeer stevige aanpak. De richtlijn 'Complex Regionaal Pijn Syndroom' kiest voor de middenweg: functioneel herstel staat centraal.[1] De patiënt mag op geleide van pijn de belasting op het gewricht opvoeren. Daarbij is het verstandig het aangedane lichaamsdeel (meestal hand of voet) veelvuldig functioneel te gebruiken. Dat betekent dat lichte bezigheden die zonder (veel) pijn kunnen worden uitgevoerd gestimuleerd moeten worden. Absolute rust van de hand of voet wordt afgeraden ('use it or loose it'). TENS als pijndempend instrument wordt alleen aanbevolen als dit voor de patiënt als werkzaam wordt ervaren. De effectiviteit ervan is voor CRPS-1 niet aangetoond.

Medicatie

In de loop van de tijd is een heel scala van medicamenteuze behandelingen toegepast op patiënten met CRPS-1. Het leidt te ver om hier diep op in te gaan.

Toepassing van DMSO-crème* is (enigszins) werkzaam[7] en wordt – gedurende drie maanden – aanbevolen. Dit middel wordt vijfmaal daags lokaal op de huid geappliceerd. Het blijkt vooral werkzaam bij een subgroep van CRSP-1-patiënten bij wie het aangedane lichaamsdeel warmer is dan normaal.[8]

Ergotherapie

Verwijzing naar een ergotherapeut is vooral zinvol als er problemen zijn bij zelfverzorging, productiviteit, verminderde belastbaarheid van de aangedane extremiteit, onvermogen om goed met de aandoening om te gaan en dergelijke.

Psychologie/multidisciplinaire behandeling

In bepaalde gevallen kan het zinvol zijn psychologische hulp in te schakelen, of de patiënt in een multidisciplinair team te behandelen.

Preventie

Vitamine C

Er zijn duidelijke aanwijzingen dat – na polsfracturen – extra inname van vitamine C de kans op CRPS-1 vermindert.[9-11] Aanbevolen wordt 500 mg vitamine C per dag gedurende 50 dagen, beginnend op de dag van het letsel.[1]

Operatie

Als een patiënt met een CRPS-1 geopereerd moet worden, kan men vermoedelijk beter wachten met opereren tot de symptomen van CRPS-1 geminimaliseerd zijn.

---

* DMSO = dimethylsulfoxide. Het is een antioxidant (zuurstofradicaalremmer) die gemakkelijk wordt opgenomen door de huid.

Als echter het CRPS-1 veroorzakende letsel operatief moet worden hersteld, dient men direct te opereren. Uiteraard zal men – indien mogelijk – kiezen voor de minst ingrijpende methode van opereren; de duur van de operatie en het gebruik van bloedleegte van het aangedane lichaamsdeel kunnen het beste zo kort mogelijk worden gehouden.[1]

Literatuur

1. Richtlijn Complex Regionaal Pijn Syndroom type I. Nederlandse vereniging van Revalidatieartsen. Nederlandse Vereniging voor Anaesthesiologie. Alphen aan den Rijn: Van Zuiden Communications BV, 2006.
2. Bruehl S, Harden RN, Galer BS, Saltz S, Bertram M, Backonja M, et al. External validation of IASP diagnostic criteria for Complex Regional Pain Syndrome and proposed research diagnostic criteria. International Association for the Study of Pain. Pain 1999;81(1-2):147-54.
3. Veldman PH, Reynen HM, Arntz IE, Goris RJ. Signs and symptoms of reflex sympathetic dystrophy: prospective study of 829 patients. Lancet 1993; 342(8878):1012-6.
4. Frölke JPM, Rumund A van, Waardt D de, Dongen RTM van, Klomp PAJ, Verbeek ALM, et al. Complex regionaal pijnsyndroom type 1? Bij 77% van de patiënten een andere diagnose gesteld. Ned Tijdschr Geneeskd 2009;153: B174.
5. Perez RS, Collins S, Marinus J, Zuurmond WW, Lange de JJ. Diagnostic criteria for CRPS I: differences between patient profiles using three different diagnostic sets. Eur J Pain 2007;11(8):895-902.
6. Bruehl S, Harden RN, Galer BS, Saltz S, Backonja M, Stanton-Hicks M. Complex regional pain syndrome: are there distinct subtypes and sequential stages of the syndrome? Pain 2002;95(1-2):119-24.
7. Zuurmond WW, Langendijk PN, Bezemer PD, Brink HE, Lange JJ de, Loenen AC van. Treatment of acute reflex sympathetic dystrophy with DMSO 50% in a fatty cream. Acta Anaesthesiol Scand 1996;40(3):364-7.
8. Perez RS, Zuurmond WW, Bezemer PD, Kuik DJ, Loenen AC van, Lange JJ de, et al. The treatment of complex regional pain syndrome type I with free radical scavengers: a randomized controlled study. Pain 2003;102(3):297-307.
9. Zollinger PE, Ellis ML, Unal H, Tuinebreijer WE. Clinical outcome of cementless semi-constrained trapeziometacarpal arthroplasty, and possible effect of vitamin C on the occurrence of complex regional pain syndrome. Acta Orthop Belg 2008;74(3):317-22.
10. Zollinger PE, Tuinebreijer WE, Breederveld RS, Kreis RW. Can vitamin C prevent complex regional pain syndrome in patients with wrist fractures? A randomized, controlled, multicenter dose-response study. J Bone Joint Surg Am 2007;89(7):1424-31.
11. Cazeneuve JF, Leborgne JM, Kermad K, Hassan Y. Vitamin C and prevention of reflex sympathetic dystrophy following surgical management of distal radius fractures. Acta Orthop Belg 2002;68(5):481-4.

2 Een 59-jarige man met hevige intermitterende pijn in zijn bekken

Dos Winkel

De vrouw van een 59-jarige man belde de huisarts midden in de nacht met de mededeling dat haar man het niet meer uithield van de pijn in zijn bekken. De arts was binnen een half uur ter plaatse en onderzocht de heupfuncties, controleerde de bloeddruk en luisterde naar het hart. De heupfuncties waren normaal maar de hartslag was erg snel: 140 slagen per minuut. De huisarts weet dat aan de hevige pijn en besloot de patiënt een morfine-injectie te geven. Het gevolg was dat patiënt bijna 24 uur sliep.

Op verzoek van de huisarts zie ik de patiënt twee dagen na zijn nachtelijke aanval. Het verhaal blijkt een lange voorgeschiedenis te hebben en volgens patiënt zelf zijn alle feiten gerelateerd: anderhalf jaar geleden was de patiënt met zijn vrouw in Gujarat, India. Hij sliep daar in een smerig bed, maar wel in zijn eigen dunne slaapzak. Er was in de wijde omgeving geen behoorlijk onderdak. Na het bed geïnspecteerd te hebben op luizen en ander zichtbaar ongedierte, werd de slaapzak uitgerold. De volgende ochtend was er een pijnlijke, jeukende plek ongeveer halverwege, aan de achterkant van zijn linkerbovenbeen. Hij vermoedde dat hij door een of ander dier gestoken of gebeten was en besteedde er verder eigenlijk geen aandacht aan. Ongeveer twee weken later was de jeuk verdwenen en merkte patiënt dat er een gevoelloze zone was ontstaan met een doorsnede van ongeveer 5 cm rond de beet- of steekplek. Deze plek ontwikkelde zich in de loop van een maand tot een zeer groot gebied van gevoelloosheid, van de gluteusregio tot aan de knieholte.

Na een kort bezoek aan de huisarts, die vermoedde dat zich ter plaatse van de beet of steek littekenweefsel gevormd had rond een huidzenuw, bracht patiënt enkele weken later toch een bezoek aan een tropenarts. Inmiddels sloeg zijn hart ook steeds op hol, zonder duidelijke reden. Deze tachycardie ervoer patiënt als erg storend en soms dreigde hij onwel te worden en bijna het bewustzijn te verliezen. Ook elke inspanning deed het hart op hol slaan en er was duidelijk sprake van een onregelmatige hartslag. De tropenarts vermoedde toch een bacteriële infectie als gevolg van de beet of steek en deed een uitgebreid bloedonderzoek, onder andere naar de ziekte van Lyme. Tevens verwees hij de patiënt, die op dat moment een hartslag had van 180 slagen per minuut, naar de cardioloog.

Een week later kwam de uitslag van het bloedonderzoek: alles negatief. Het bezoek aan de cardioloog was niet erg bemoedigend: een lekkende mitralisklep (klep tussen linkervoorkamer en linkerkamer), atypische aritmieën en negatieve T-toppen, mogelijk een teken van cardiale ischemie. Normaalgesproken doet de patiënt veel aan sport (langeafstandlopen, fitness en tennis), maar sinds het begin van de klachten doet hij niets meer. De cardioloog komt met een onverwachte mededeling: 'Meneer, u bent uit vorm – u moet uw conditie weer opvijzelen!'. Patiënt zegt dat hij bang is om zich in te spannen omdat dan de klachten meteen opkomen en dat hij enkele weken geleden nog een prima conditie had. De cardioloog weet zich kennelijk geen raad met deze patiënt en zegt dat, omdat het bloedonderzoek negatief is, er waarschijnlijk sprake is van een voorbijgaande stoornis en dat hij echt maar weer aan zijn conditie moet gaan werken. Patiënt voelt zich na dit consult niet erg opgelucht, maar besluit toch te proberen weer te gaan lopen. Na één minuut ontstaat echter al meteen een vervelende onregelmatige hartslag en na het verschillende keren geprobeerd te hebben, geeft hij het sporten op.

Drie maanden na de beet of steek krijgt patiënt plotseling nachtelijke pijn in zijn bekken. Twee dagen na het begin van de pijnaanval zie ik de patiënt.

Status praesens

De pijn zit diep in de lies en heeft een continu karakter. Bewegen van de heup geeft geen toe- of afname van de pijn.

Algemene palpatie

Geen bijzonderheden.

Functieonderzoek

Geen bijzonderheden: passieve en actieve bewegingen hebben geen invloed op de mate van pijn.

Specifieke palpatie

De pijn is niet door palpatie te provoceren.

Interpretatie Ik heb geen idee wat hier aan de hand kan zijn. Ik laat het vervolg van de procedure dan ook over aan de huisarts. Deze besluit aanvankelijk alleen symptomatisch te behandelen (pijnstilling). Hoewel de nachtelijke pijn aanhoudt, kan patiënt toch meestal de slaap vatten. Sommige nachten is het veel erger dan andere en na verloop van enkele weken ontstaat ook overdag pijn, maar veel minder hevig dan 's nachts. Als de pijn progressief wordt, schakelt patiënt zijn huisarts weer in. Deze besluit verder beeldvormend onderzoek te laten verrichten.

Aanvullend onderzoek

In het verloop van ruim drie maanden vinden er allerlei onderzoeken plaats: conventionele röntgenfoto's van het bekken, CT-scans, MRI, botscans, echografie, maar alles is negatief.

Ondertussen duren de klachten al ruim een half jaar en patiënt voelt zich belabberd: wisselende hevige pijn, geen gevoel in zijn bovenbeen (posterieur) en uitgesproken hartklachten. De artsen, maar ook de patiënt zelf, beginnen aan de psyche van patiënt te twijfelen. Patiënt sukkelt voort en elke paar weken probeert hij wat te lopen, maar de ritmestoornissen maken dat steeds heel snel onmogelijk. Hij bezoekt een tweede cardioloog, die een holter-onderzoek* doet dat dezelfde bevindingen geeft als het eerdere onderzoek. Ook deze cardioloog zegt dat het waarschijnlijk een kwestie is van de conditie. Patiënt blijft ernstig twijfelen aan de conclusies van de artsen. Twee jaar na het ontstaan van de klachten wordt patiënt plotseling doof aan zijn linkeroor. De doofheid gaat gepaard met zeer ernstige evenwichtsstoornissen en hevig oorsuizen, 24 uur per dag. Ménière, luidt de diagnose van de oorarts. De evenwichtsstoornissen worden zo erg dat hij niet meer rechtop kan zitten, laat staan lopen. Hij wordt behandeld in de hyperbare kamer en krijgt onder een druk van 2,5 bar hyperbare zuurstof toegediend, twee weken lang, tweemaal per dag gedurende twee uur. Het evenwicht herstelt zich geleidelijk, maar de doofheid blijft, evenals het oorsuizen.

> Oorsuizingen (tinnitus) kunnen veroorzaakt worden door zuurstofgebrek in het binnenoor. Tijdens behandeling in een hyperbare kamer wordt 100% zuurstof ingeademd onder hoge druk. Hierdoor wordt het zuurstofgehalte van het bloed en dus ook van de lichaamsweefsels hoger. Men hoopt hiermee het genezingsproces te bevorderen. Hyperbare zuurstoftoediening wordt ook wel toegepast bij acute sensorineurale doofheid.** De effectiviteit van de behandeling is nog omstreden.[1] De indruk bestaat dat effect verwacht kan worden bij personen die relatief jong zijn (< 50 jaar)[2] en als de aandoening (doofheid, oorsuizen) nog maar korte tijd (< 3 maanden) bestaat.[2,3]

---

* *Tijdens een holter-onderzoek wordt hetzelfde geregistreerd als bij een hartfilmpje, echter nu wordt het hartritme één of twee dagen achter elkaar geregistreerd. Het hartfilmpje wordt opgeslagen door een 'holter-recorder' die door de patiënt wordt meegedragen.*

** *Sensorineurale (perceptieve) doofheid wordt veroorzaakt door een probleem met het binnenoor, de gehoorzenuw of de hersenen.*

Patiënt voelt zich erg zwak en besluit na advies van een bevriende vaatchirurg een professor epidemioloog/reumatoloog van het Universitair Ziekenhuis Antwerpen te bezoeken. Na een anamnese van meer dan een uur besluit de specialist opnieuw bloedonderzoek te doen, ook naar alle mogelijke andere systeemaandoeningen. Verder belooft deze arts alle gedane onderzoeken opnieuw te bekijken.

Een week later belt de prof patiënt zelf op. *'Ik heb gevonden wat u heeft. U lijdt aan de ziekte van Lyme. De tropenarts heeft weliswaar tegen u gezegd dat hij ook hierop zou testen, maar hij heeft destijds vergeten het betreffende vakje aan te kruisen... Al uw klachten kunnen hierdoor verklaard worden, zelfs de doofheid en het oorsuizen'.*

Diagnose

De ziekte van Lyme

Therapie

Patiënt wordt behandeld met antibiotica intraveneus.

In het eerste en tweede stadium van de ziekte van Lyme is het nog mogelijk deze afdoende te behandelen met antibiotica. In het laatste, chronische stadium is er soms wel enig effect, maar genezing van de aandoening treedt niet meer op. De therapie bestaat verder uit afwachtend beleid en symptomatische behandeling (onder andere: pijnstilling).

Follow-up Patiënt is opgelucht en boos tegelijk en vraagt zich af of hij de tropenarts zal aanklagen, maar ziet daar uiteindelijk van af.* Omdat de ritmestoornissen iets verminderd zijn, begint patiënt opnieuw met lopen. Heel langzaam gaat hij vooruit. Ook de pijnen nemen in de loop van enkele maanden af en de gevoelloosheid van het been verdwijnt. Het oorsuizen en de doofheid blijven en zullen waarschijnlijk permanent zijn. Ook het cardiogram verbetert niet. Toch loopt hij nu driemaal per week 10 kilometer zonder al te veel hartklachten. Voor het oorsuizen heeft hij een piepklein gehoorapparaatje dat het suizen vermindert.

Een half jaar later nemen de tachycardieën plotseling enorm toe. Opnieuw bezoekt patiënt de cardioloog. Nu is de uitslag: dilaterende cardiomyopathie. Er blijkt een enorme achteruitgang van de hartfunctie te zijn. Hier is niets meer aan te doen; er wordt medicatie voorgeschreven om de

---

* *Ook als de tropenarts het vakje voor de ziekte van Lyme had aangekruist, was een negatieve uitslag mogelijk geweest. Dit komt doordat zich gedurende de eerste zes weken na de besmetting nog geen of weinig antilichamen vormen tegen de bacterie. De antilichamen zijn dan niet of moeilijk detecteerbaar.*

verdere achteruitgang van de hartfunctie te vertragen. De prognose is onduidelijk, maar het ziet er somber uit.

Literatuur

1 Cekin E, Cincik H, Ulubil SA, Gungor A. Effectiveness of hyperbaric oxygen therapy in management of sudden hearing loss. J Laryngol Otol 2009;1-4. [Epub ahead of print]
2 Topuz E, Yigit O, Cinar U, Seven H. Should hyperbaric oxygen be added to treatment in idiopathic sudden sensorineural hearing loss? Eur Arch Otorhinolaryngol 2004;261(7):393-6. Epub 2003, Oct 29.
3 Lamm K, Lamm H, Arnold W. Effect of hyperbaric oxygen therapy in comparison to conventional or placebo therapy or no treatment in idiopathic sudden hearing loss, acoustic trauma, noise-induced hearing loss and tinnitus. A literature survey. Adv Otorhinolaryngol 1998;54:86-99.

2a Addendum: lymeborreliose of ziekte van Lyme*

Pat Wyffels en Koos van Nugteren

De ziekte van Lyme werd in 1975 als nieuw ziektebeeld beschreven in de Verenigde Staten. In het gebied rondom het plaatsje Lyme in de staat Connecticut had zich een explosie van 'juveniele artritis' voorgedaan. Dr. A.C. Steere, door de ouders van door de aandoening getroffen kinderen op het juiste spoor gezet, bracht de ziekte uitgebreid in kaart en kon definitief de teek als schuldige aanwijzen. In Europa draagt de teek de naam *Ixodes ricinus*, een zich vastbijtend insectje met de vorm van een ricinuszaadje, het zaadje van de wonder(olie)boom. Spoedig bleek dat diverse ziektebeelden, waarvan een aantal in Europa al veel langer bekend was, onder de noemer lymeborreliose gebracht moesten worden.

Lymeborreliose kan worden ingedeeld in stadia. De vroege infectie (stadium 1 en 2) is goedaardig, aangezien ze reversibel is. Op dit moment is de aandoening vatbaar voor therapie en kan soms ook zonder interventie restloos genezen. Behandeling is echter geïndiceerd om te voorkomen dat de ziekte toch in het derde stadium komt: in stadium 3 is de ziekte namelijk chronisch geworden, geneest niet meer vanzelf en is maar in beperkte mate gevoelig voor therapie.[1,2]

De indeling in stadia gaat uit van een chronologische volgorde, maar overlappingen komen voor, zeker van de stadia 1 en 2. Bovendien kan een patiënt zich presenteren met klachten uit stadium 2 en/of 3, zonder dat zich verschijnselen uit een eerder stadium hebben voorgedaan. Ook kunnen incomplete beelden diagnostische problemen opleveren. Zo zal men bij een patiënt met chronische vermoeidheid, zeker wanneer erythema migrans ontbreekt, niet zo gauw aan lymeborreliose denken en dus ook niet vragen naar mogelijke tekenbeten.

Tekenbeet

Een tekenbeet ligt aan de grondslag van de lymeborreliose, maar in ongeveer de helft van de gevallen herinneren de patiënten zich niet dat ze door

---

* Dit addendum betreft een update van een eerder verschenen addendum over de ziekte van Lyme (K63B) *in* Orthopedische casuïstiek.

een teek zijn gebeten. Een teek die zich aan de huid heeft vastgehecht en wel door de patiënt wordt opgemerkt, kan soms voor een wratje worden aangezien.

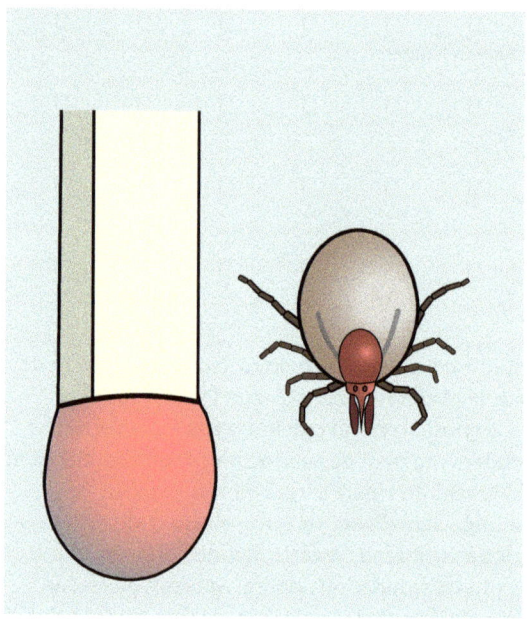

Figuur 2a-1
Een teek met daarnaast een lucifer. Alleen als een teek zich volgezogen heeft met bloed, kan deze groter dan een centimeter worden. De teek behoort tot de klasse der spinachtigen en heeft dus acht poten.

De hetze die in de lekenpers tegen de teek is opgezet, is echter wel wat overdreven. Slechts in een (onbekend) klein percentage van de gevallen wordt de bacterie *Borrelia burgdorferi* door de teek overgebracht. Ten eerste zijn niet alle teken besmet; bovendien brengt een teek de spirocheet (bacterie) met zijn speeksel pas over als hij al geruime tijd aan het bloedzuigen is (de bloedmaaltijd duurt zeven tot dertien dagen). Het is dus zaak een teek zo snel mogelijk te verwijderen.

Symptomatologie

Lymeborreliose is een multisysteemziekte. Door de diversiteit aan symptomen kunnen patiënten bij allerlei specialismen terechtkomen.[3] Er kan namelijk sprake zijn van huidafwijkingen, gewrichtsklachten, neurologische uitval, hartafwijkingen, reumatische klachten en algemene verschijnselen zoals vermoeidheid. Als de patiënt zich geen tekenbeet herinnert, kan het lang duren voordat de juiste diagnose gesteld wordt. Dit heeft grote consequenties voor de patiënt. Vroege diagnostiek en behandeling met antibiotica kunnen immers de ernstige pathologie voorkómen die hoort bij stadium 2 en 3 van de aandoening. Onderstaande symptomen kunnen voorkomen bij lymeborreliose. Meestal worden slechts één of enkele symptomen aangetroffen. Vooral onbehandelde patiënten die relatief lange tijd besmet zijn, kunnen zich meerdere symptomen tegelijk vertonen. Wanneer echter niet behandeld wordt, kunnen meerdere symptomen tegelijk aanwezig zijn.

De ziekte van Lyme presenteert zich in eerste instantie met een erythema (chronicum) migrans. Deze huidaandoening komt echter niet in alle gevallen voor. Ongeveer de helft van de patiënten kan zich een tekenbeet herinneren. Als er wel erytheem aanwezig is, is dat pathognomonisch voor de ziekte. Wanneer de anamnese dan ook nog een tekenbeet vermeldt, is de diagnose rond.

Erythema migrans

Het erythema migrans ontwikkelt zich gemiddeld na drie weken (met een spreiding van drie dagen tot drie maanden) op de plaats van de tekenbeet. De laesie kan overal op het lichaam voorkomen, maar wordt het vaakst gezien op de benen. Ook de liezen en oksels zijn voorkeurslokalisaties en bij kinderen het hals-hoofdgebied.

Beginnend als een rode vlek of papel* op de steekplaats, breidt de roodheid zich centrifugaal uit. In 75% van de gevallen ontstaat een ringvormig laesie met een vlakke, soms ook een opstaande erythemateuze rand, terwijl er in het centrum een verbleking optreedt. Het erytheem kan zeer grote dimensies aannemen, met een gemiddelde doorsnede van 15 cm (3-68 cm). De plek voelt soms warm aan en de patiënt kan lokaal last hebben van brandende pijn, jeuk en dysesthesie. In ongeveer een kwart van de gevallen is het – zich uitbreidende – erytheem egaal rood. Als het niet wordt behandeld verdwijnt het erythema migrans in ongeveer tien weken (bij egale roodheid iets eerder); met therapie in twee tot vier weken, met uitersten van twee dagen tot een jaar. Als een patiënt zich bij de huisarts presenteert met een tekenbeet en er is een rode plek kleiner dan 5 cm, verdient het aanbeveling de plek na een week nog eens te controleren; dit om er zeker van te zijn dat er sprake is van een erythema migrans en niet van een normale huidirritatie (zonder infectie) na de tekenbeet.

Bij 77% van de patiënten met de ziekte van Lyme wordt een erythema migrans in de voorgeschiedenis gerapporteerd.[4]

De algemene verschijnselen zijn vergelijkbaar met de klachten die ook bij virusinfecties kunnen voorkomen, zoals hoofdpijn, spierpijn en spierzwakte, keelpijn, maag-darmklachten, lymfadenopathie, koorts, vermoeidheid en algemene malaise.

Algemene verschijnselen

Als er sprake is van centraal-neurologische symptomen, moeten we rekening houden met neuroborreliose. In verreweg de meeste gevallen is er een *acute* neurologische uitval van hersenzenuwen of ruggenmergzenuwen. Vooral de nervusfacialisparese komt relatief veel voor, vooral bij kinderen, al of niet in combinatie met een milde hersenvliesontsteking. Bij iedere patiënt met een facialisparese moet men vragen naar een recente tekenbeet, een erythema migrans, radiculopathie, artritis en koorts.

Neuroborreliose

Ook andere hersenzenuwen kunnen aangedaan zijn. Zo kan uitval van

---

* *Circumscripte, solide verhevenheid van de huid, < 1 cm in diameter.*

de gehoorzenuw doofheid veroorzaken (*zie de hieraan voorafgaande casus*). Als er sprake is van parese van oogspieren, zal dit leiden tot dubbelzien.

> Hersenzenuwen zijn vaker aangedaan als de tekenbeet zich in de buurt van het hoofd bevond (gezicht of nek). Kinderen worden relatief vaak in het gezicht (oren, nek) gestoken, terwijl volwassenen eerder in de knieholte of liesregio worden gestoken.[4] Mogelijk is dit de reden dat kinderen vaker dan volwassenen een facialisparese krijgen na een tekenbeet.

Ontsteking van een ruggenmergzenuw (myelomeningoradiculitis) kan hevige pijn in arm, been of romp veroorzaken, al of niet in combinatie met paresthesieën, anesthesie en/of krachtsverlies. Bij radiculaire symptomen die niet berusten op een hernia nuclei pulposi (HNP) dient men te vragen naar recente tekenbeten of een erythema migrans.

Omdat de infectie vele delen van het zenuwstelsel kan treffen, is het neurologisch spectrum van neuroborreliose groot.

Bij verdenking van neuroborreliose kan het cerebrospinale (hersen)vocht worden getest op antistoffen. Hiervoor wordt een ruggenprik uitgevoerd. Ook hierbij geldt dat de test gemakkelijk negatief kan uitvallen terwijl men toch is geïnfecteerd.

Lyme-artritis Gewrichtsklachten waren in de Verenigde Staten aanleiding om de ziekte van Lyme als nieuw ziektebeeld te herkennen. Zestig procent van de patiënten kreeg periodiek optredende klachten aan de grote gewrichten. Pijn en zwelling zijn niet alleen intermitterend, maar verspringen soms ook van het ene gewricht naar het andere. Vooral de knie wordt in het ziekteproces betrokken. In Nederland, België en Duitsland komt artritis als gevolg van de ziekte van Lyme ook voor, maar op veel kleinere schaal.

In stadium 3 worden in een beperkt percentage alleen chronische gewrichtsklachten gezien.

Acrodermatitis chronica atrophicans Acrodermatitis chronica atrophicans is een ontsteking en atrofie van de huid. Het begint met (roodpaars) erytheem en zwelling van de huid. Na weken of maanden ontstaat atrofie; dan zien we een dunne, papierachtige huid waarin elasticiteit ontbreekt. Meestal is de acrodermatitis gelokaliseerd aan de strekzijde van armen of benen. Vooral de onderbenen zijn een voorkeursplaats.

Deze aandoening komt soms (3% van de gevallen) voor in het derde stadium van de ziekte van Lyme.[4]

Lymphocytoma cutis Een lymfocytoom wordt gekenmerkt door een roodpaarse zwelling van de huid. De aangedane plek is gemiddeld enkele centimeters groot. Voorkeursplekken zijn de oorlel (vooral bij kinderen) en het gebied rond de tepel. In ongeveer 3% van de gevallen ontwikkelt zich een lymfocytoom.[4]

Lyme-carditis is relatief zeldzaam in Europa (minder dan 1%). Lyme-carditis wordt gekenmerkt door afwijkingen in het geleidingssysteem van het hart waardoor atrioventriculaire ritmestoornissen ontstaan. Buiten Europa wordt lyme-carditis in bepaalde regio's vaker aangetroffen.

Lyme-carditis

Een epidemiologische studie van Berglund e.a. (1995) geeft een indruk van de verdeling van de symptomen bij patiënten met de ziekte van Lyme.[4] Er werden 1471 patiënten onderzocht. Het overgrote deel daarvan had of één, of twee van de symptomen uit tabel 2a-1. In zes gevallen was er sprake van meer dan twee van deze symptomen (deze getallen zijn niet weergegeven).

Tabel 2a-1	Combinaties van aandoeningen als gevolg van de ziekte van Lyme onder 1471 patiënten.						
				in combinatie met			
	geïsoleerd	erythema migrans	neuroborreliose	artritis	acrodermatitis	lymfocytoom	carditis
erythema migrans	1075	-	40	10	1	9	1
neuroborreliose	176	40	-	8	2	3	1
artritis	65	10	8	-	8	1	0
acrodermatitis	34	1	2	8	-	0	0
lymfocytoom	26	9	3	1	0	-	0
carditis	5	1	1	0	0	0	-

Classificatie[3]

Vroege lymeborreliose. In stadium 1 kunnen zich naast erythema migrans ook reeds genoemde algemene verschijnselen voordoen. Verder ontstaat in sommige gevallen een Borrelia-lymfocytoom.

Stadium 1

Vroege gedissemineerde* lymeborreliose. Onder stadium 2 verstaan we die ziekteverschijnselen die zich binnen een jaar na de infectie of het erythema migrans voordoen.
In stadium 2 kunnen neurologische, cardiale en gewrichtsklachten ontstaan. Ook is een multipele erythema migrans mogelijk. Wanneer er neu-

Stadium 2

---

* *Dissemineren = uitzaaien.*

rologische symptomen bestaan, spreken we van neuroborreliose. Meestal is er dan sprake van meningoradiculitis, met ofwel radiculaire pijn of radiculaire uitval. Vooral bij kinderen kan een geïsoleerde facialisparese ontstaan.[5]

Stadium 3 In stadium 3 is de ziekte in een chronische fase. Onder stadium 3 verstaan we die ziekteverschijnselen die zich meer dan een jaar na de infectie of het erythema migrans voordoen. De patiënt heeft progressieve klachten van het bewegingsapparaat, waaronder de gewrichten, het zenuwstelsel en/of de huid.

Tabel 2a-2	Stadia van lymeborreliose.	
stadium 1	stadium 2	stadium 3
erythema migrans	multipele erythema migrans	acrodermatitis chronica atrophicans
algemene verschijnselen	vroege neuroborreliose:	chronische neuroborreliose
Borrelia-lymfocytoom	- (meningo)radiculitis - meningitis	chronische artritis
	- perifere facialisparese - uitval andere hersenzenuwen - lyme-carditis - lyme-artritis	
	andere ontstekingen	

Regionale verschillen

Er zijn verschillende typen Borrelia-spirocheten. In de meeste literatuur wordt *Borrelia burgdorferi* genoemd.

In de Verenigde Staten wordt lymeborreliose uitsluitend veroorzaakt door *Borrelia burgdorferi*. In Europa echter wordt de infectie vaker veroorzaakt door *Borrelia afzelii* en *B. garinii* (en minder vaak door *burgdorferi*).[3] De verschijningsvorm verschilt enigszins tussen de verschillende continenten. Zo komt in de Verenigde Staten een multipel erythema migrans voor, terwijl dit in Europa meestal beperkt blijft tot een lokale infectie. Huidaandoeningen zoals het lymfocytoom en acrodermatitis chronica atrophicans zijn typisch Europese symptomen. Hevige radiculaire pijn bij neuroborreliose wordt meer in Europa dan in Noord-Amerika gezien.[6]

Verder blijkt dat in Europa een kleiner percentage personen met een erythema migrans antistoffen in het bloed heeft.[3]

Er zijn ook regionale verschillen voor wat betreft het besmettingsgevaar; in Nederland hebben de volgende gebieden een verhoogd risico: Zuid-Friesland, de Achterhoek, Drenthe, de Veluwe, de Utrechtse heuvelrug en de duingebieden.[3]

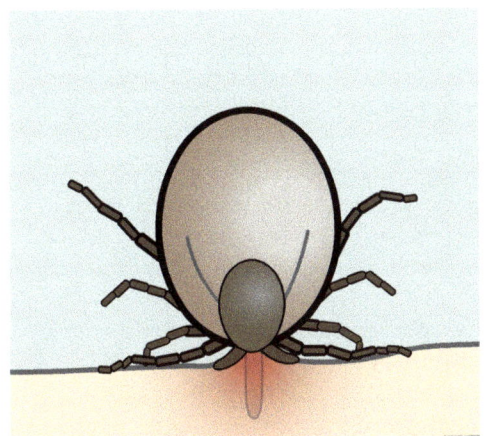

Figuur 2a-2
Een teek die zich heeft vastgezet in de huid.

Diagnose

Wanneer de onderzoeker niet aan de ziekte van Lyme denkt, kunnen grote diagnostische problemen ontstaan. De diagnose wordt vooral gesteld op klinische gronden. Serologisch onderzoek is in de eerste weken na het verschijnen van de typische huidlaesies negatief. Later kan het de diagnose bevestigen, maar soms ook negatief blijven, bijvoorbeeld wanneer antibioticatherapie vroeg is ingezet.

Bij zeer sterke aanwijzingen voor lymeborreliose, zoals een tekenbeet met een erythema migrans, is bevestiging door middel van een serologisch onderzoek niet nodig. Het klinisch beeld is immers betrouwbaarder dan de serumtest (in een vroeg stadium).

Bij verdenking van lymeborreliose met een relatief korte ziekteduur verdient het aanbeveling serologisch onderzoek na enkele weken te herhalen, als het eerste onderzoek negatief is.

Bij lang bestaande klachten passend bij lymeborreliose maar waarbij de voorafkans gering is (geen tekenbeet en geen erythema migrans opgemerkt), kan het zinvol zijn om met serumtests de aandoening te bevestigen. Verder wordt aanbevolen om dan ook de Western Blot-test toe te passen. Een negatieve Blot-test sluit de aandoening uit maar een positieve Blot-test zegt betrekkelijk weinig. De gepresenteerde klachten hoeven namelijk niet altijd het gevolg te zijn van lymeborreliose.

In geval van een sterke verdenking op neuroborreliose wordt onderzoek (naar antistoffen) van de liquor cerebrospinalis aangeraden.

Serologische tests

Serologische tests kunnen antistoffen tegen *Borrelia* aantonen. Het is niet mogelijk om de bacterie zelf aan te tonen. De nauwkeurigheid van serologische tests varieert met het stadium van de aandoening. In het beginstadium (erythema migrans) is de nauwkeurigheid 20-50%, bij vroege neurologische verschijnselen 70-90% en bijna 100% als er sprake is van een lyme-artritis.[7]

Wanneer antistoffen tegen *Borrelia* worden aangetroffen, betekent dit dat de aandoening aanwezig is of (vroeger) aanwezig is geweest. In dat laatste geval is de aandoening genezen. De test is dan vals positief. Bekend is dat boswachters vaak antistoffen in het bloed hebben zonder dat ze ooit ziek zijn geweest.[3]

Wanneer geen antistoffen worden aangetoond, betekent dit dat er (nog) geen antistoffen in het bloed aanwezig zijn. Dit kan betekenen dat de aandoening helemaal niet aanwezig is, of dat er wel sprake is van een Borrelia-infectie maar dat er nog geen antistoffen zijn aangemaakt. De patiënt is dan wel ziek maar geen enkele test kan de aandoening aantonen.

De ILADS* raadt aan om naast de ELISA-test,** ook de Western Blot-test te laten doen als er twijfel bestaat over het aanwezig zijn van de aandoening. De Western Blot-test is iets gevoeliger bij het detecteren van antistoffen.

Duidelijk is dat de diagnose voor een groot deel gebaseerd dient te zijn op het klinisch beeld.

Therapie

Stadium 1 Nog vaak wordt het erythema migrans niet herkend. Het is echter van belang om alle patiënten met een redelijke verdenking op erythema migrans te behandelen met een antibioticum, om ontwikkeling naar stadium 2 of 3 te voorkomen. Adequate tijdige behandeling met de juiste dosering antibiotica is effectief in nagenoeg alle gevallen.[8]

Stadium 2 Ook in stadium 2 wordt behandeld met een antibioticum. De dosering en de manier van toediening verschillen per situatie.

Stadium 3 Ook in stadium 3 wordt behandeld met een antibioticum. Bepalend hierbij is of er sprake is van neuroborreliosis met of zonder pleiocytose*** van de liquor cerebrospinalis. Patiënten met chronische neuroborreliose met pleiocytose van de liquor cerebrospinalis worden behandeld met antibiotica.

---

*   *International Lyme and Associated Diseases Society.*
** *ELISA: Enzyme-Linked Immuno Sorbent Assay. Wordt ook wel 'EIA' genoemd: Enzyme Immuno Assay. Het is een laboratoriumtest voor het meten van macromoleculaire stoffen zoals eiwitten.*
*** *Pleiocytose = toename van het aantal cellen.*

Tijdens de antibioticakuur kunnen klachten toenemen door een jarisch-herxheimerreactie. Deze wordt veroorzaakt door het afsterven van de bacterie.

Jarisch-herxheimerreactie

Dikwijls zijn er na de antibioticakuur blijvende of recidiverende symptomen. Dit zijn meestal moeilijk objectiveerbare klachten zoals vermoeidheid en vage pijn aan spieren en gewrichten. We noemen dit een post-lymesyndroom (PLS). Dit wordt meestal niet door de infectie veroorzaakt. We moeten dus terughoudend zijn met het blijven herhalen van een antibioticakuur. Het geven van meer dan twee antibioticakuren wordt afgeraden. Beter is om de behandeling voort te zetten met anti-inflammatoire medicatie of andere symptomatische behandelingen.[9] Verder is het van belang de patiënt duidelijk te maken dat deze symptomen vaak worden gezien en lang kunnen duren, maar niet schadelijk zijn omdat de bacterie uit het lichaam verdwenen is.

Post-lymesyndroom

Nota bene: als de patiënt antistoffen in het bloed heeft en genezen is van de ziekte van Lyme, wil dit niet zeggen dat de patiënt immuun is tegen een volgende infectie met *Borrelia*. Men kan dus opnieuw ziek worden na een tekenbeet.

Beschouwing

Treft men een teek aan op de huid, dan moet deze zorgvuldig worden verwijderd, bij voorkeur binnen 24 uur. Profylactische behandeling na een tekenbeet (zonder erythema migrans) is zinloos in verband met de geringe kans op het optreden van lymeborreliose. Een patiënt met erythema migrans moet echter met een antibioticum worden behandeld, om progressie naar een ernstiger stadium te voorkomen.

Presenteren mensen zich met chronische moeheid, neurologische problemen of gewrichtsklachten, dan is de anamnese zeer belangrijk: zijn patiënten ooit door een teek gebeten, of hebben zij ooit een rode vlek gehad die langzaam groter werd?

De kans door teken gebeten te worden neemt toe bij wandelen in duinen, bossen of heide en bij contacten met huisdieren, vooral honden.

Doet een combinatie van klachten een lymeborreliose vermoeden, dan wordt het aantonen van antilichamen tegen *Borrelia* belangrijk. Serologisch onderzoek heeft echter pas zin na ongeveer vier weken, omdat dit in het begin van de ziekte meestal nog negatief is.

Over het verwijderen van een teek bestaan vele, bijna onuitroeibare mythen. Stoffen als ether, (sla)olie, benzine, glycerine, nagellak of zelfs een brandende lucifer, worden als het beproefde middel gepropageerd om de teek te verdoven. Het beestje haalt echter zo sporadisch adem dat het nauwelijks door deze benaderingen gehinderd wordt.

Het verwijderen

Een doeltreffende verwijdering verloopt als volgt: ontsmetten van de steekplaats met alcohol en vervolgens met een zeer dun pincet de teek zo dicht mogelijk bij de huid vastgrijpen. Daarna de teek rechtstandig trekkend uit de huid verwijderen. Hierbij wordt de trekkracht *geleidelijk* verhoogd, totdat de teek loslaat. Met kurkentrekkerbewegingen of andere capriolen loopt men meer risico dat de 'kop' van de teek achterblijft, wat tot een vreemdlichaamreactie kan leiden. Knijpen in het lichaam van de teek verhoogt het besmettingsgevaar, vooral als de teek zich volgezogen heeft. De kans bestaat dan dat de teek zijn maaginhoud overbrengt in de huid van het slachtoffer.[3] Het verdient dus aanbeveling de teek niet met de vingers maar met een dun pincet te verwijderen en na afloop de huidregio nogmaals met alcohol te ontsmetten.

Figuur 2a-3
Een doeltreffende verwijdering verloopt als volgt: ontsmetten van de steekplaats met alcohol en met een zeer dun pincet de teek zo dicht mogelijk bij de huid vastgrijpen. Daarna de teek rechtstandig trekkend uit de huid verwijderen. Hierbij wordt de trekkracht geleidelijk verhoogd, totdat de teek loslaat.

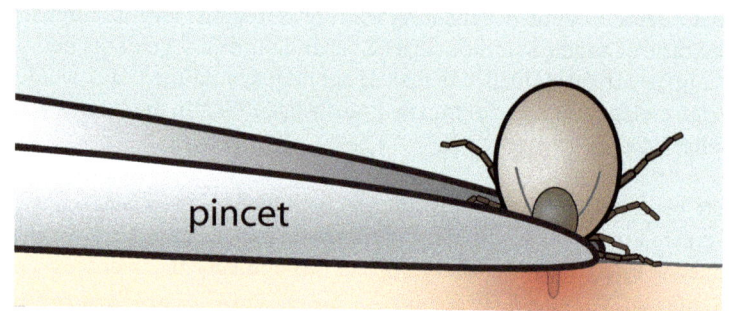

Literatuur

1 Stanek G, Pletschette M, Flamm H. European Lime Borreliosis. Ann N Y Acad Sci 1988;539:274-82.
2 Richtlijn 'Lymeborreliose'. Kwaliteitsinstituut voor de Gezondheidszorg CBO. Alphen aan den Rijn: Van Zuiden Communications BV, 2004.
3 Berglund J, Eitrem R, Ornstein K, Lindberg A, Ringér A, Elmrud H, et al. An epidemiologic study of Lyme disease in southern Sweden. N Engl J Med 1995; 333(20):1319-27.
4 Hansen K, Lebech AM. The clinical and epidemiological profile of Lyme neuroborreliosis in Denmark. 1985-1990. A prospective study of 187 patients with Borrelia burgdorferi specific intrathecal antibody production. Brain 1992;115(Pt 2):399-423.
5 Stanek G, Strle F. Lyme disease: European perspective. Infect Dis Clin North Am 2008;22(2):327-39, vii.
6 Fingerle V, Huppertz HI. [Lyme borreliosis in children. Epidemiology, diagnosis, clinical treatment, and therapy.] Hautarzt 2007;58(6):541-50, quiz 551-2.
7 Ljøstad U, Mygland A. [Lyme borreliosis in adults.] Tidsskr Nor Laegeforen 2008;128(10):1175-8.
8 Grygorczuk S, Zajkowska J, Kondrusik M, Moniuszko A, Pancewicz S, Pawlak-Zalewska W. Failures of antibiotic treatment in Lyme arthritis. Przegl Epidemiol 2008;62(3):581-8. Review.

3 Toenemende heuppijn, beginnende rugpijn en onvermogen rechtop te staan bij een 17-jarige sportieve jongen

Koos van Nugteren en Bram de Lange

Tijdens een voetbalwedstrijd in het jaar 2000 maakte een negenjarige Iraanse sportieve jongen een sliding; hij kwam daarbij hard op zijn linkerheup terecht. Hij kon weliswaar doorvoetballen maar had de volgende dag hevige laterale heuppijn, zodanig zelfs dat hij niet op het been kon staan. In de maanden die volgden was hij genoodzaakt om veelvuldig op krukken te lopen vanwege heuppijn tijdens belasten. Uiteindelijk werden de klachten minder en begon hij weer met voetballen. Echter steeds als hij enkele maanden had gevoetbald kwamen de klachten terug en moest hij weer voor langere tijd rust nemen. Meestal was er sprake van laterale heuppijn, zowel in rust als bij belasten.

Dit duurde enkele jaren. Vier jaar na het begin van zijn klachten moest hij vanwege aanhoudende heuppijn stoppen met competitievoetbal. Sprinten was toen niet meer mogelijk.

Röntgenfoto's toonden echter steeds geen afwijkingen. Toen de jongen na vijf jaar nog steeds wisselend pijn voelde rond de linkerheup, besloot zijn moeder tijdens een vakantie in Iran (in 2005) om daar een specialist te raadplegen; deze liet röntgenfoto's, MRI-opnamen en zelfs een botscan maken. De röntgenfoto vertoonde nu een licht versmalde gewrichtsspleet aan de aangedane linkerzijde met verschijnselen van degeneratie (*figuur 3-1*), aldus de Iraanse radiodiagnost. De MRI toonde duidelijk vocht in het linkerheupgewricht, kenmerkend voor een hydrops. Rechts was dit vocht niet aanwezig (*figuur 3-2 en 3-3*).

De botscan toonde een hotspot ter plaatse van het linkerheupgewricht. In het verslag schreef de Iraanse radiodiagnost: 'The scan pattern may suggest degeneration in the left femoral head and left hip joint.' Een opmerkelijke diagnose bij een (toen) 15-jarige jongen.

De specialist schreef hem medicijnen voor waar de patiënt – volgens zijn moeder – dik van werd (prednison?). Daarom besloot hij, terug in Nederland, de medicatie te stoppen. De huisarts ondernam geen stappen om verder onderzoek in Nederland te laten doen.

Omdat hij toch iets aan sport wilde doen, begon de jongen twee jaar later (in 2007) met fitness. Hij was toen 17 jaar. Dit ging in eerste instantie goed, vooral voor wat zijn bovenlichaam betrof. Na een jaar nam de pijn in

Figuur 3-1
De – in Iran genomen – röntgenfoto toont een licht versmalde gewrichtsspleet aan de aangedane linkerzijde met verschijnselen van degeneratie. NB: de linkerheupkop lijkt groter dan de rechter doordat men de foto in een iets verdraaide stand heeft gemaakt, vermoedelijk om de linkerheup te ontlasten.

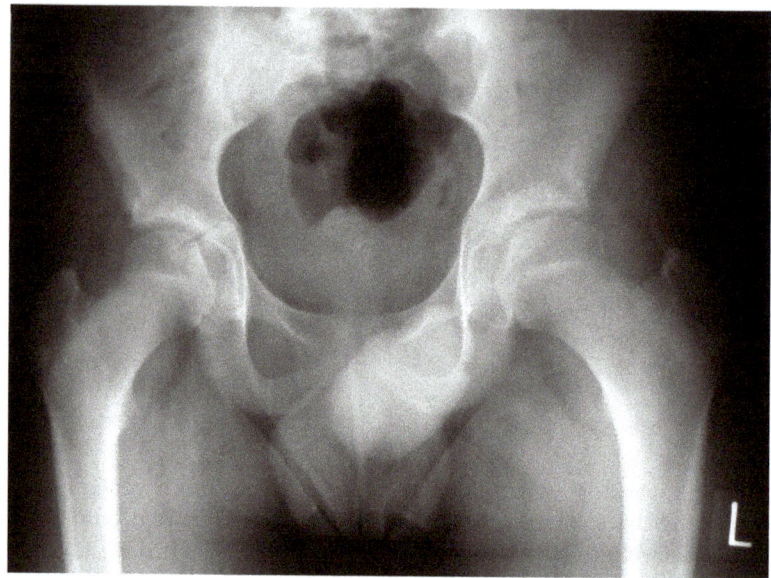

zijn heup echter toe en kreeg hij ook rugpijn. Daarbij was hij de laatste drie maanden niet meer in staat goed rechtop te staan. Nu was ook alternerend traplopen onmogelijk geworden. De geraadpleegde huisarts stuurde hem nu naar een fysiotherapeut die begon met balanstraining. Aangezien dit weinig hielp, vroeg de moeder mij om een *second opinion*. Patiënt is nu 17 jaar.

Status praesens

Patiënt heeft heuppijn, ook in rust, en als hij een paar minuten staat krijgt hij ook rugpijn. Er zijn geen neurologische symptomen en die zijn er volgens de patiënt ook nooit geweest.

Inspectie

Patiënt staat voorover, met geflecteerde heupen en licht geflecteerde knieën. Hij is niet in staat dit te compenseren door strekking van de rug. De lumbale wervelkolom wordt opmerkelijk vlak gehouden. Patiënt vertelt mij dat als hij zo een paar minuten staat, er rugpijn optreedt. Dit lijkt mij niet verwonderlijk gezien de voorovergebogen houding. Ondanks mijn aandringen is hij niet in staat rechtop te staan (*figuur 3-4*). Deze situatie bestaat nu circa drie maanden, aldus zijn moeder.

De bovenbeenspieren zijn geatrofieerd aan de linkerzijde; er bestaat een omvangverschil van 3 cm ten opzichte van rechts.

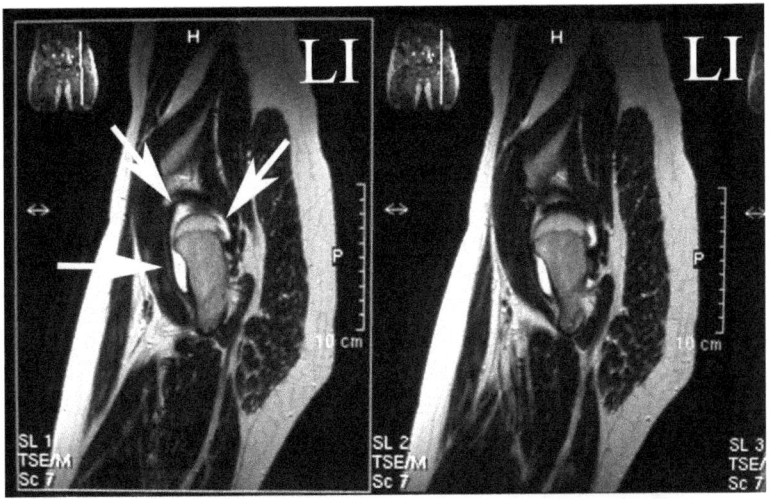

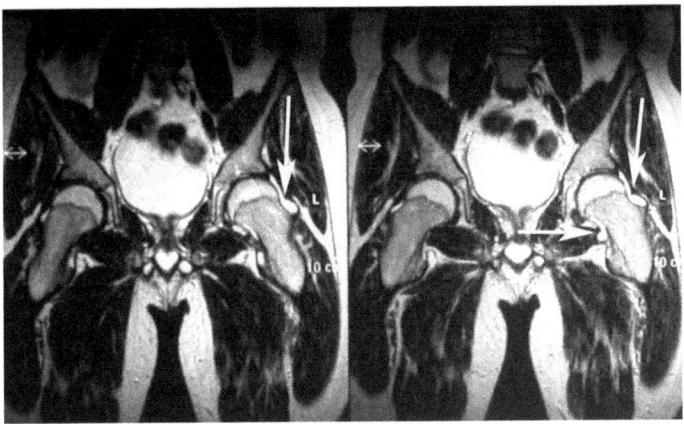

Figuur 3-2 en 3-3
De MRI-opnamen tonen vocht rondom de aangedane heupkop, kenmerkend voor een artritis met hydrops.

Algemene palpatie

Het gebied rond de linkerheup is iets warmer dan de niet-aangedane zijde.

Functieonderzoek

- Heupflexie is licht tot matig beperkt en pijnlijk; flexie is mogelijk tot circa 135 graden; hierbij roteert de heup vanzelf naar exorotatie.
- Endorotatie is vrijwel onmogelijk en pijnlijk.
- Exorotatie is licht beperkt.
- Abductie is sterk beperkt en pijnlijk.
- Bij de weerstandstests valt op dat de m. quadriceps sterk verzwakt is; vooral de m. rectus femoris lijkt nauwelijks kracht te kunnen genereren. Op de quadricepsbank kan het rechterbeen gemakkelijk een gewicht van

Figuur 3-4
Ondanks aansporing om rechtop te gaan staan, blijft patiënt voorover staan, met geflecteerde heupen en knieën.

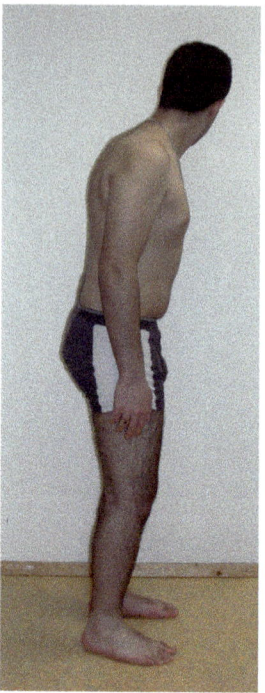

5 kg tienmaal heffen; het linkerbeen kan onmogelijk eenmaal het gewicht optillen.

De heup voelt tijdens de passieve bewegingen zeer rigide, waardoor het bekken snel meebeweegt tijdens de bewegingen. Ik ken dit gevoel eigenlijk alleen van oude personen met heupartrose.

Het rugonderzoek toont alleen een zeer rigide wervelkolom.

Specifieke palpatie

De specifieke palpatie naar structuren rondom het heupgewricht levert geen bijzonderheden op.

Interpretatie Ik kan het gepresenteerde klachtenpatroon niet goed thuisbrengen; het bewegingsonderzoek toont het beeld van een heupartrose bij een 17-jarige jongen. Het krachtsverlies is misschien te verklaren door bewegingsarmoede, maar het omgekeerde zou ook kunnen; krachtsverlies kan misschien hebben geleid tot onfysiologische belasting van de heup met als gevolg kraakbeenschade. Het traumatische begin spreekt dit echter tegen.

Het probleem is begonnen met een trauma; dit suggereert een letsel, bijvoorbeeld een kraakbeenletsel dat na jaren tot een zeer vervroegde artrose heeft geleid; vijf jaar na het trauma toont de röntgenfoto echter (nog) geen gewrichtsspleetvernauwing.

De rugpijn lijkt secundair, aangezien deze pas drie maanden aanwezig is en pas optreedt als patiënt enkele minuten voorover staat. Toch is het vreemd dat hij al drie maanden zijn rug zo moeilijk kan strekken.

Het MRI-beeld van drie jaar geleden suggereert een artritis. Als er sprake is van artritis en neurologische uitval van de bovenbeenmusculatuur, kan dit duiden op de ziekte van Lyme. Patiënt is echter, voor zover hij weet, nooit door een teek gebeten, heeft ook nooit een artritis in een ander gewricht gehad, en het traumatische begin suggereert eerder een letsel dan een aandoening.

Bovenstaand beeld is voor mij geen bekend patroon. Bovendien zijn de klachten ernstig en betreft het een nog zeer jonge, 17-jarige persoon. Nader onderzoek is naar mijn overtuiging zeer wenselijk.

De huisarts besluit, na telefonisch contact, bloedonderzoek te doen en patiënt door te sturen naar de orthopeed. Deze laat direct nieuwe beeldvormende opnamen maken van rug, heupen en knieën.

Nu toont de röntgenfoto duidelijk een versmalling van de gewrichtsspleet van het linkerheupgewricht (*figuur 3-5*). De bevindingen van het passieve bewegingsonderzoek worden dus ondersteund door de beeldvorming; hier is inderdaad sprake van artrose. De Iraanse radiodiagnost had dus toch gelijk met zijn interpretatie 'degeneration of the left hip joint'. De vraag blijft echter waarom deze artrose heeft plaatsgevonden op deze jonge leeftijd. De oplossing van dit raadsel zit besloten in dezelfde röntgenfoto; er is namelijk ook sprake van een uitgesproken en ernstige sacro-iliitis (!). De combinatie van beeldvormend onderzoek, bloedonderzoek en klinisch onderzoek leidt tot de diagnose: de ziekte van Bechterew,* ofwel spondylitis ankylopoetica. Nu vallen alle puzzelstukjes op hun plaats. Dit

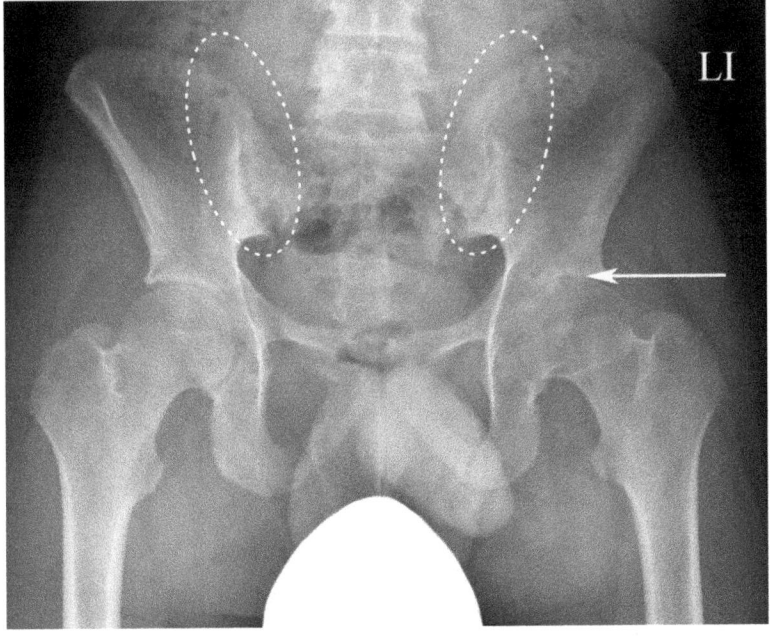

Figuur 3-5
De conventionele röntgenfoto toont een fors versmalde gewrichtsspleet van het linkerheupgewricht en een uitgesproken en ernstige sacro-iliitis beiderzijds. Dit beeld past bij een zeer actieve ziekte van Bechterew.

verklaart namelijk waarom patiënt zo'n moeite had om rechtop te staan; kennelijk is ook de wervelkolom aangedaan en al zodanig verstijfd dat voldoende strekking van de rug niet meer mogelijk is (*figuur 3-6*). Na verdere navraag bij patiënt blijkt dat hij wel episoden van rugpijn heeft gehad in de afgelopen zeven jaar, maar de heuppijn hinderde hem veel meer dan de rugpijn.

Het trauma waarmee deze klacht begon, werd waarschijnlijk steeds aangezien voor de oorzaak van zijn klacht. Dit is echter een veelvoorkomende 'valkuil'. Een trauma suggereert weliswaar een letsel, maar in die gevallen waarbij sprake is van een sluimerende aandoening die maar net 'subsymptomatisch' is, kan een trauma de aandoening gemakkelijk triggeren.

De specialist is zeer verbaasd dat patiënt zich niet eerder heeft gemeld. Bij vroege diagnostiek kan immers snel gestart worden met medicatie die de progressie van de aandoening afremt. Aan de patiënt wordt verteld dat, als medicatie onvoldoende helpt, er op termijn zelfs gedacht wordt aan het plaatsen van een kunstgewricht. Patiënt kan op dat moment niet meer zelfstandig naar school fietsen; hij heeft een taxi nodig en loopt de hele dag op krukken.

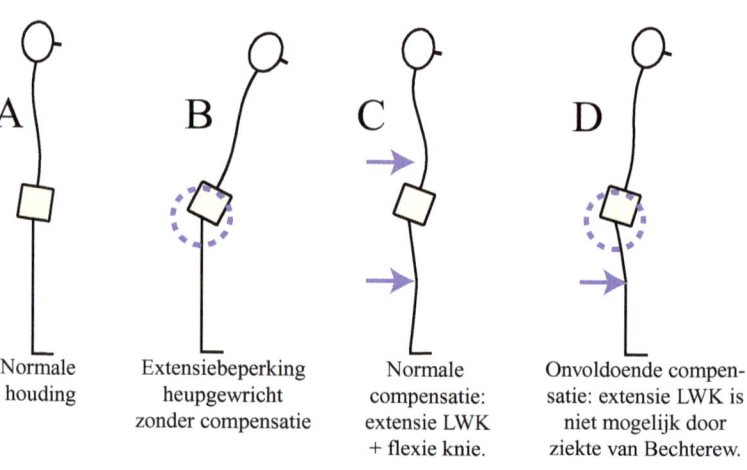

Figuur 3-6
Compensatiemechanisme extensiebeperking.

A Normale houding
B Extensiebeperking heupgewricht zonder compensatie
C Normale compensatie: extensie LWK + flexie knie.
D Onvoldoende compensatie: extensie LWK is niet mogelijk door ziekte van Bechterew.

Diagnose

Ziekte van Bechterew

* Deze aandoening is genoemd naar Vladimir Bechterew (1857-1927), een Russische neuroloog en psychiater.

Therapie

De therapie bij M. Bechterew bestaat onder andere uit medicamenteuze behandeling; deze heeft als doel de artritis tot rust te brengen. Hiermee wordt de progressie van de aandoening vertraagd.

Medicatie

> Er zijn vier groepen ontstekingsremmende medicijnen die gegeven worden bij reumatische aandoeningen zoals de ziekte van Bechterew:
> - NSAID's (non steroidal anti-inflammatory drugs).
> - DMARD's (disease modifying anti-rheumatic drugs), ofwel SAARD's (slow acting anti-rheumatic drugs); deze groep van medicijnen werkt traag maar is op den duur effectiever dan de NSAID's. Methotrexaat (MTX) behoort tot deze groep van medicijnen.
> - Corticosteroïden zoals prednison. Deze groep van medicijnen heeft een sterke ontstekingsremmende werking op alle inflammatoire processen van het lichaam. Omdat hiermee ook 'reparatieprocessen' in het lichaam worden afgeremd, hebben deze middelen vele bijwerkingen, onder andere in de zin van verzwakking van alle typen bindweefsel zoals botten, huid, pezen, spieren en dergelijke.*
> - TNF-alfablokkers, de zogenoemde biologicals.** Deze medicijnen grijpen zeer specifiek aan op dat deel van het immuunsysteem dat ontspoord is bij een reumatische aandoening zoals de ziekte van Bechterew. Personen met langdurige reumatische gewrichtsontstekingen kunnen wonderbaarlijk 'genezen' van de inflammaties na toediening van dit type medicatie.*** Algemene bijwerkingen zoals die bij prednisongebruik worden gezien, ontbreken bij dit medicijn.

Patiënt krijgt direct een DMARD: methotrexaat. De werking is sterker dan die van de NSAID's. Enkele weken later krijgt hij per infuus Remicade®, ofwel, infliximab een zogenoemde TNF-alfablokker. Men hoopt hiermee de pathologische auto-immuunreactie van het lichaam op het aangedane (heup)gewricht stil te leggen. Het infuus moet na twee weken worden herhaald, vervolgens weer na vier weken en ten slotte eenmaal per twee maanden.

Wel wordt voordat patiënt het eerste infuus krijgt, uitgesloten dat hij tuberculose onder de leden heeft. Voor patiënten met tuberculose is het gebruik van TNF-alfablokkers gecontra-indiceerd: de tuberculose kan namelijk na toediening van TNF-alfamedicatie (weer) sterk opvlammen.

---

* *Meer gedetailleerde informatie over dit onderwerp is onder dezelfde naam gepubliceerd in* Orthopedische Casuïstiek, *2002; addendum: Corticosteroïden en hun effect op bindweefsel.*
** *Biologicals worden geproduceerd via biologische processen door levende cellen.*
*** *Meer gedetailleerde informatie over dit onderwerp is onder dezelfde naam gepubliceerd in* Orthopedische Casuïstiek, *2003; addendum: de TNF-α-blokker – een nieuwe vorm van medicatie voor behandeling van spondylitis ankylopoetica?*

Patiënt krijgt op een middag het eerste infuus toegediend. Als hij 's avonds na een paar uur huiswerk maken opstaat uit zijn stoel, is de pijn verdwenen (!). Patiënt kan weer zonder krukken lopen, weliswaar met stijve heupen maar zonder pijn. De inflammatie is verdwenen.

Revalidatie Voor patiënt is een uitgebreid revalidatieprogramma nodig. Twee belangrijke aangrijpingspunten bij de therapie, nu de inflammatie is uitgedoofd, zijn de beperkte mobiliteit van de heup en de wervelkolom. Het grootste risico dat deze patiënt loopt, is dat hij in een gebogen houding 'vastgroeit'. Nu al staat hij enigszins gebogen. Voor het normaliseren van de houding en van het looppatroon is mobilisering van de heupextensie essentieel.

Het looppatroon van een artrotische heup wordt in sterke mate beïnvloed door een beperkte extensie van het heupgewricht. Hierdoor ontstaat een asymmetrische gang; het aangedane been kan immers minder ver naar achteren worden gebracht tijdens het lopen. Gevolg is dat diverse compensatoire bewegingen worden gemaakt zodra het aangedane been zich achter bevindt (*figuur 3-7*):
– Het bekken kantelt voorover.
– De romp beweegt naar voren.
– De knie wordt gebogen aan de aangedane zijde.

Als ook sprake is van heuppijn tijdens belasten, zal de romp zich tijdens de standfase zijwaarts bewegen in de richting van het aangedane been (symptoom van Duchenne); de heupabductoren hoeven dan namelijk minder aan te spannen waardoor de compressiebelasting op de aangedane heup aanzienlijk afneemt.

Figuur 3-7
Een (pijnlijk) beperkte extensie van het heupgewricht leidt tot diverse compensatoire bewegingen.

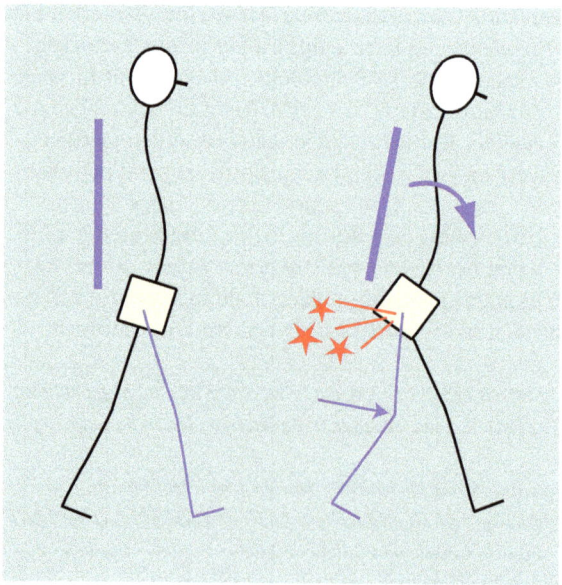

Passieve mobilisering en huiswerkoefeningen ter verbetering van de heupextensie zijn dus zeer belangrijk. Ook de extensie van de wervelkolom moet worden verbeterd om een gebogen houding te bestrijden en te voorkomen. Patiënt krijgt hiervoor fysiotherapeutische behandeling.

Follow-up

Twee maanden later is de mobiliteit van zowel heup als wervelkolom sterk verbeterd. Patiënt loopt vrijwel normaal. Inmiddels is hij zelfs begonnen met voorzichtige hardlooptraining (rustig joggen). Weer enkele maanden later verklaart patiënt zich eigenlijk weer helemaal hersteld te voelen. Zijn looppatroon ziet er voor leken weer normaal uit. De extensiebeperking van rug en heup is dan zeer gering. Alleen felle sporten durft hij nog niet aan.

Een half jaar na het stellen van de diagnose voelt hij zich weer helemaal hersteld. Het blijft uiteraard afwachten of er op lange termijn recidieven zullen plaatsvinden.

Verdere follow-up ontbreekt nog.

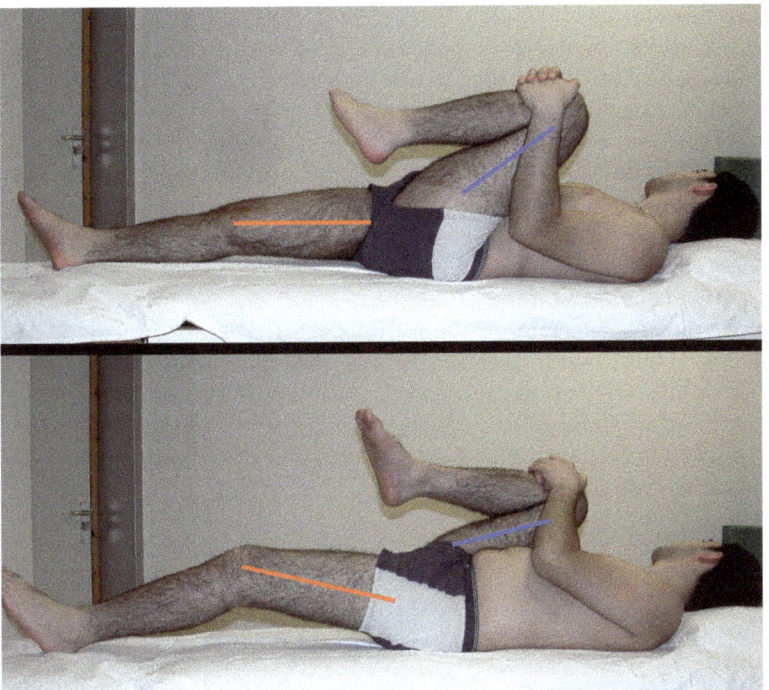

Figuur 3-8
Thomastest, uitgevoerd aan het begin van het revalidatieprogramma, toont een beperkte extensie (rode lijn) en beperkte flexie (blauwe lijn) van de linkerheup.

Bespreking

De ziekte van Bechterew ontstaat meestal op een leeftijd van 15 tot 25 jaar. Omdat er geen test bestaat die de aandoening in een vroeg stadium met zekerheid kan vaststellen, duurt het vaak jaren voordat de juiste diagnose wordt gesteld. De patiënt krijgt nogal eens foutieve diagnosen te horen en ondergaat behandelingen die niet effectief zijn. Om deze reden is de ziekte van Bechterew te beschouwen als een diagnostische valkuil.

Terugkijkend op de *symptomen* bij de inspectie en het functieonderzoek was het in dit geval eigenlijk niet heel moeilijk om de ziekte van Bechterew in de differentiaaldiagnostiek te betrekken. Er was echter sprake van enkele klassieke valkuilen:

- Het verhaal van de patiënt suggereerde een traumatisch begin. Men is dan geneigd om een letsel te zoeken dat alle symptomen verklaart. *Men moet zich echter realiseren dat veel geleidelijk progressieve aandoeningen pas manifest worden als het aangedane gewricht of lichaamsdeel overbelast wordt of een trauma ondergaat; pas dan worden lichte afwijkingen sterk symptomatisch.*
- De ziekte van Bechterew begint meestal in de sacro-iliacale gewrichten. Deze patiënt presenteerde zich echter met heupklachten. *Men moet zich echter realiseren dat een aandoening niet altijd precies volgens het boekje verloopt. De ziekte van Bechterew kan in principe ieder gewricht treffen. De SI-gewrichten en de facetgewrichten van de lumbale wervelkolom waren weliswaar aangedaan (gezien de gebogen houding) maar dit leverde jarenlang niet de grootste problemen op voor deze patiënt.*
- Het bewegingsonderzoek toonde het beeld van heupartrose bij een 17-jarige patiënt (die op zijn tiende jaar klachten kreeg). Als (para)medicus ben je geneigd om dit niet te geloven omdat dit eigenlijk 'nooit' voorkomt. Vermoedelijk hebben ook de artsen die deze patiënt in het verleden onderzochten de symptomen van heupartrose (en artritis) onvoldoende serieus genomen en daarom verder onderzoek achterwege gelaten. De symptomen waren echter glashelder aanwezig. *Hoe simpel het ook klinkt; vaak is het verstandig te geloven wat je (objectief) ziet... Ook al past het beeld niet in datgene wat je kent of gewend bent te zien.*
- Het functieonderzoek toonde ernstig krachtsverlies. In combinatie met een trauma denkt men dan snel aan partiële neurologische uitval of een pees- of spierruptuur. *Spierzwakte tijdens onderzoek kan optreden door jarenlange verminderde belasting. Ook angst voor pijn tijdens aanspannen kan grote spierzwakte suggereren. Krachttests zijn dan ook niet altijd objectieve maten om de symptomen te interpreteren.*

Herinterpretatie van de Iraanse opnamen vindt alsnog plaats nadat de juiste diagnose is gesteld.

De ruim drie jaar geleden gemaakte röntgen- en MRI-opnamen blijken, bij nadere bestudering in Nederland, al enige verschijnselen te vertonen van de ziekte van Bechterew.*

---

* Met dank aan dr. J. Lemmens, radioloog in het UMC St Radboud voor herinterpretatie van de röntgenfoto's en MRI-opnamen.

Röntgenfoto (*figuur 3-1*): Behalve de licht versmalde gewrichtsspleet op de röntgenfoto, is ook sprake van een uitpuilende vetcontourlijn van de m. gluteus, kenmerkend voor een artritis van het linkerheupgewricht. Verder vertoonde het rechter sacro-iliacale gewricht verschijnselen die passen bij een sacro-iliitis.

MRI-opnamen (*figuur 3-2 en 3-3*): De MRI-opname uit Iran vertoonde behalve vocht rondom het linkerheupgewricht ook een verhoogd signaal in het trochantermassief, wat wijst op een reactieve hyperemie: beide bevindingen zijn kenmerkend voor een actieve artritis van het linkerheupgewricht.

Bovenstaande bevindingen passen bij de ziekte van Bechterew, de ziekte van Reiter, een psoriatische artritis, of een colitis ulcerosa. Het is jammer dat de drie jaar oude opnamen niet eerder juist zijn geïnterpreteerd in Nederland; men had dan in een veel vroeger stadium de behandeling kunnen beginnen.

4 Liespijn en onvermogen het been te belasten, vijf dagen na een val op de rechterheup bij een 85-jarige vrouw

Koos van Nugteren

Bij het betreden van de badkamer struikelde een 85-jarige vrouw en viel daarbij op haar rechterheup. Zij had hevige pijn in de lies en was niet in staat op te staan. Direct werd een huisarts ingeschakeld; deze twijfelde of er sprake kon zijn van een femurhalsfractuur. Patiënte had namelijk geen beenlengteverschil. Hij liet voor de zekerheid een röntgenfoto maken. Deze toonde echter geen afwijkingen en patiënte werd naar huis gestuurd met als diagnose contusie van de heup.

Patiënte kon echter met geen mogelijkheid het rechterbeen belasten; zij werd dan ook de daaropvolgende dagen verzorgd op bed. Het verzorgend personeel vertrouwde het echter niet en vroeg de fysiotherapeut van het woonzorgcentrum om eens te komen kijken. Patiënte wordt onderzocht door de fysiotherapeut (BdL). Deze vermoedt (toch) een fractuur en vraagt zijn collega (KvN) om een *second opinion*. Samen onderzoeken zij patiënte vijf dagen na het trauma.

Status praesens

Patiënte ligt op bed. Als zij haar been probeert te bewegen voelt zij pijn in de lies. Er zijn geen neurologische symptomen.

Inspectie

- Ruglig: het aangedane rechterbeen ligt enigszins geëxoroteerd ten opzichte van het gezonde linkerbeen. De beenlengte is gelijk; ook de kniehoogte is gelijk als beide knieën worden opgetrokken.
- Stand: als we haar uit bed helpen kan patiënte – met moeite – blijven staan op haar gezonde been. Het aangedane been wil zij niet belasten vanwege hevige pijn in de lies.

Functieonderzoek

– Alle passieve bewegingen van de heup zijn zeer pijnlijk in de lies; er is een leeg eindgevoel.
– Er is geen asdrukpijn bij het testen in lig.
– Weerstandstests zijn vanwege de pijn moeilijk uit te voeren.

Symptomen van een collumfractuur

De symptomen van een collumfractuur zijn meestal duidelijk in geval van *dislocatie* van de fractuuruiteinden: er bestaat dan een beenlengteverschil ten nadele van het gefractureerde been. Het been ligt meestal in exorotatie. Er is drukpijn in de lies en op de trochanter. Soms ontstaat tijdens de palpatie uitstralende pijn tot in de knie. Passieve bewegingen zijn pijnlijk en de patiënt is niet in staat het been te belasten.

Bij een *niet-gedislokeerde* fractuur is het klinisch beeld veel minder duidelijk. Hierbij ontbreekt het beenlengteverschil. Ook de röntgenfoto kan negatief zijn. In geval van een *niet-gedislokeerde* Garden-I-fractuur – het bot is dan niet echt gebroken maar geïnclaveerd – kan de fractuur zelfs onzichtbaar zijn op de röntgenfoto.* Dergelijke gevallen kunnen worden beschouwd als valkuilen in de orthopedische diagnostiek.

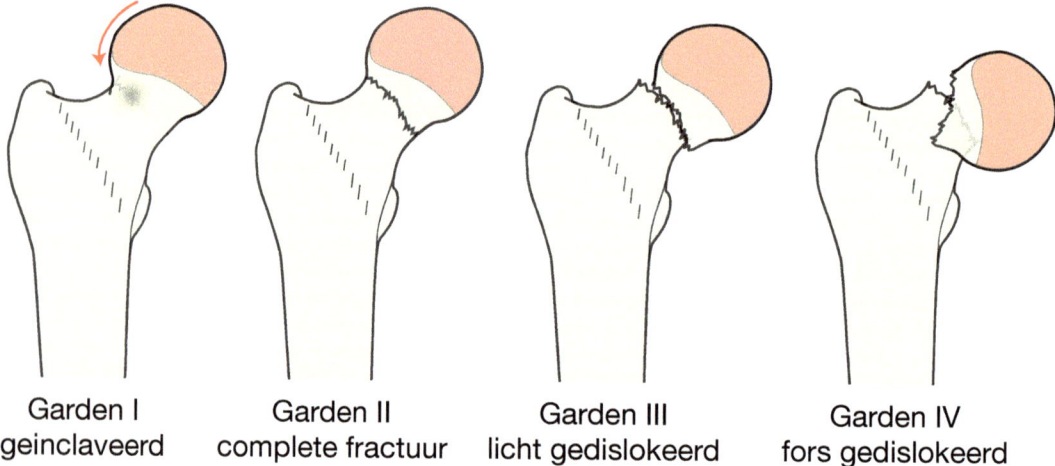

Figuur 4-1
Garden-classificatie van collumfracturen.

---

* Meer informatie over dit onderwerp is gepubliceerd in een eerdere uitgave van Orthopedische Casuïstiek: *Onderzoek en behandeling van de heup*, hoofdstuk 4a, 2007.

Palpatie

Er is sprake van drukpijn op de trochanter. Pijn wordt daarbij in de lies gevoeld.

Er is eveneens drukpijn in de lies.

Eigenlijk komen we tot dezelfde conclusie als de huisarts vijf dagen geleden. Er is geen sprake van een beenlengteverschil; een femurhalsfractuur is dan ook onwaarschijnlijk. Toch vertrouwen we het niet. De hevige pijn bij passieve heupbewegingen en het niet kunnen belasten van het been na vijf dagen suggereren een fractuur, misschien niet van de femurhals maar van het bekken. De röntgenfoto was echter negatief.

We besluiten deze patiënte niet in behandeling te nemen tenzij haar huisarts hier uitdrukkelijk toestemming voor geeft.

We overleggen met de verzorging. Na contact met familie en huisarts wordt besloten een tweede röntgenfoto te laten maken.

Interpretatie

Aanvullend onderzoek

De röntgenfoto toont nu een fractuur van het os pubis. Er is nauwelijks sprake van dislocatie. Opmerkelijk is dat deze fractuur op de eerste röntgenfoto niet zichtbaar was.

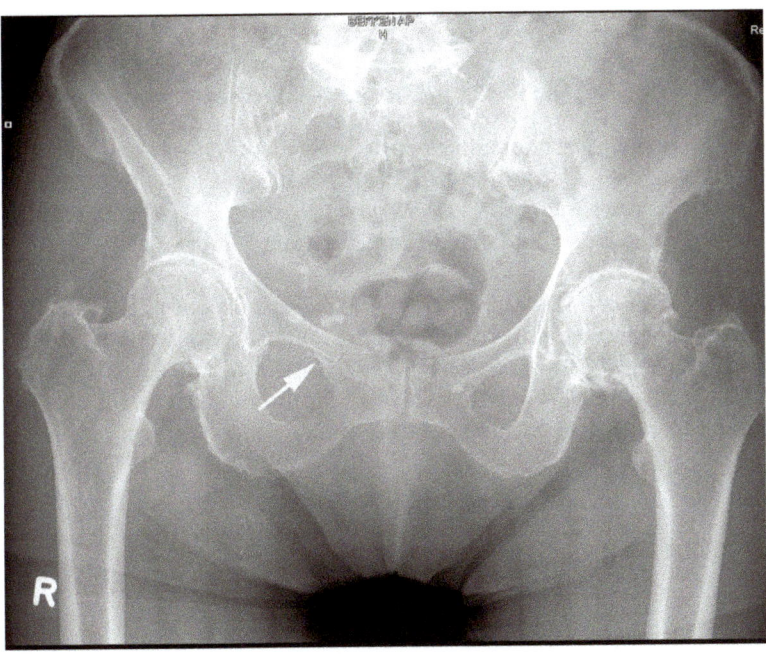

Figuur 4-2
De röntgenfoto toont een fractuur van het os pubis.

Diagnose

Fractuur van het os pubis

Therapie

Bij een fractuur van het os pubis wordt doorgaans een conservatief beleid gevolgd. Zo lang de botuiteinden nog goed tegen elkaar liggen, kan het beste spontane genezing worden afgewacht. Meestal zijn een tot twee weken bedrust noodzakelijk. Zodra het zonder al te veel pijn mogelijk is, mag patiënte proberen met steun van een rollator het bed te verlaten. Fysiotherapeutische begeleiding hierbij is zinvol, vooral voor wat betreft de transfers; opstaan uit bed, uit een stoel, toiletgang enzovoort. Naarmate de fractuur verder heelt, kan de belasting op het aangedane been worden opgevoerd.

Follow-up Heel geleidelijk verbetert de situatie. Na drie maanden is patiënte weer in staat zonder noemenswaardige pijn te lopen. Weer enkele maanden later is zij volledig klachtenvrij.

Bespreking

Hier is sprake van twee valkuilen.

Klinisch beeld Ten eerste suggereert de gelijke beenlengte dat er geen sprake is van een (gedislokeerde) heupfractuur. Een fractuur van het bekken of van wervels is echter nog steeds mogelijk. De huisarts had dan ook terecht argwaan bij het gepresenteerde klinisch beeld en liet een röntgenfoto maken.

Röntgenfoto De tweede valkuil was de (eerste) röntgenfoto; deze toonde geen fractuur. Geen beenlengteverschil en een negatieve röntgenfoto: als verzorgend personeel ben je dan gauw geneigd om de patiënt te mobiliseren en snel uit bed te halen. Heel terecht voelden zij intuïtief aan dat hier iets niet klopte en vroegen de mening van de fysiotherapeut.

Beeldvorming van os pubisfracturen*

Een fractuur van het os pubis bij een osteoporotisch skelet wordt vaker gemist omdat het bot ontkalkt is en os pubisfracturen vaak niet of nauwelijks gedislokeerd zijn. Bovendien komt het nogal eens voor dat een vrij onbeduidend trauma – dat was overigens hier niet het geval – leidt tot een dergelijke fractuur. Vaak is pas na enkele weken een fractuur zichtbaar op de röntgenfoto omdat er dan callusvorming heeft plaatsgevonden.

Nota bene: omdat het os pubis onderdeel uitmaakt van een benige ring rond het foramen obturatorium, wordt een fractuur van één deel van de ring vaak vergezeld door een tweede fractuur; een breuk van een ring leidt immers altijd tot stress op een ander deel van de ring.

Op de opname van *figuur 4-2* is overigens geen tweede fractuur te zien. Als de rest van de 'ring' intact is, zal niet zo snel dislocatie van de fractuur optreden: dit verklaart waarom bij de hier besproken patiënt de fractuur zo slecht zichtbaar was.

De casus toont het belang van goed klinisch onderzoek; in veel gevallen is nauwgezet klinisch onderzoek betrouwbaarder dan beeldvorming. Vooral röntgenfoto's die direct na een trauma zijn gemaakt kunnen vals-negatief zijn. In de orthopedische casuïstiek zijn hiervan vele voorbeelden bekend.

---

*   Met dank aan dr. J. Lemmens, radioloog in het UMC St. Radboud, voor de verstrekte informatie.

5 Pijn en een sterk mankend looppatroon bij een 85-jarige man met diverse vormen van pathologie, ontstaan nadat hij meerdere keren gevallen was

Koos van Nugteren

Geleidelijk ontstonden bij een 78-jarige man tintelingen in beide benen en voeten. Omdat hij dit gevoel veertig jaar eerder ook eens had ervaren – hij had toen een lumbale hernia – vermoedde hij dat de tintelingen veroorzaakt werden door zijn zwakke rug. Na onderzoek bij zijn huisarts en vervolgens bij de neuroloog, bleek echter dat er sprake was van een polyneuropathie. De symptomen hiervan bleef hij daarna in meer of mindere mate voelen.

Vijf jaar later kreeg patiënt een tumor aan de urineleider. De tumor werd operatief verwijderd. Sindsdien draagt hij een katheter.

Weer een jaar later werd patiënt geopereerd wegens een rechtszijdige liesbreuk. Kort na de operatie raakte de operatiewond geïnfecteerd met een ziekenhuisbacterie; in de daaropvolgende maanden waren enkele operaties nodig om het geïnfecteerde gebied te behandelen. Het duurde bijna een half jaar voordat de wond weer redelijk was hersteld. De conditie van de patiënt had echter veel geleden. Hij stond wankel op de benen en had moeite om zijn evenwicht te bewaren; patiënt gebruikte daarom een rollator.

Ondanks het gebruik van de rollator viel de patiënt in de maanden na de operatie enkele keren. Na de laatste val bleven rechts heuppijn en kniepijn aanwezig; hij kreeg hierdoor een sterk mankend looppatroon, zelfs als hij met de rollator liep. Toen drie weken na de laatste val de patiënt nog steeds erg moeilijk liep, vroeg hij de huisarts om raad. Deze verwees de patiënt naar de fysiotherapeut, vooral voor functionele (loop)training.

Status praesens

Patiënt heeft pijn in de rechterheup, vooral ter plaatse van de lies rond de origo van de heupadductoren. Daarbij heeft hij diffuus gelokaliseerde kniepijn. Patiënt heeft in rust weinig pijn maar belasten van het rechterbeen is zeer pijnlijk; hij steunt dan ook flink op zijn rollator als hij loopt. Opmerkelijk is dat hij in ruglig zijn been niet plat op het bed kan neerleggen; dit veroorzaakt hevige kniepijn.

Inspectie

- In stand staan de rechterheup en -knie in circa 20 graden flexie. Patiënt vermijdt belasting van het rechterbeen.
- Lopen is alleen mogelijk zwaar steunend op de rollator. Duidelijk is dat patiënt het been niet wil strekken.
- Ook in ruglig houdt patiënt de rechterknie (en dus ook de rechterheup) gebogen. Hij zegt dat het onmogelijk is zijn knie te strekken vanwege kniepijn.

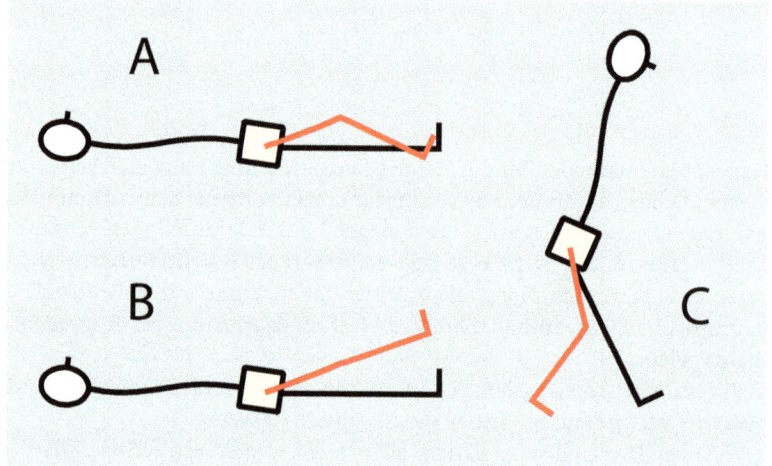

Figuur 5-1
In ruglig houdt patiënt de rechterknie (en de rechterheup) gebogen. Hij zegt dat het onmogelijk is zijn been recht te leggen vanwege kniepijn. Zijn knie kan echter zonder problemen worden gestrekt als de heup gebogen blijft: figuur 5-1b). Tijdens het lopen houdt hij zijn rechterbeen gebogen (figuur 5-1c).

Algemene palpatie

Geen bijzonderheden.

Functieonderzoek

- Flexie van de heup is pijnlijk beperkt; pijn wordt gevoeld in de heup en in het bovenbeen, tot in de knie; er is sprake van een leeg eindgevoel.
- Endo- en exorotatie zijn pijnlijk. Ook hier een leeg eindgevoel.
- De straight-leg-raise-test is bij meer dan 40 graden heupflexie pijnlijk in de bil en de achterzijde van het been.
- Onderzoek van de knie toont geen afwijkingen van het kniegewricht; in ruglig kan de knie goed gestrekt worden als de heup meer dan 20 graden gebogen blijft (*figuur 5-1b*).
- Er is geen sprake van een duidelijk beenlengteverschil.

Interpretatie De val op de heup, de forse heup-, been- en kniepijn bij passieve heupbewegingen en het onvermogen om het rechterbeen te belasten, suggereren een mogelijke heupfractuur. Het beeld komt echter wel enigszins vreemd over; vooral het onvermogen de heup verder te strekken dan 20 graden heb ik nooit eerder gezien. Aangezien er *geen* sprake is van een duidelijk beenlengteverschil, is een fractuur in de femurhals onwaarschijnlijk. Er zou echter ook een fractuur in het bekken kunnen zitten. Na overleg met de huisarts wordt diezelfde middag een röntgenfoto gemaakt. Deze toont het werkelijke probleem.

Aanvullend onderzoek

De röntgenfoto toont diverse metastasen in het bekken. Een CT-scan bevestigt enkele weken later bovenstaande bevindingen.

> **Diagnose**
>
> Botmetastasen in het bekken

Therapie

Na overleg met de uroloog wordt besloten tot een afwachtend beleid en alleen symptomatische therapie. Patiënt heeft hier vrede mee.
Wat de fysiotherapie betreft, is vooral functionele training, onderhoud van kracht en valpreventie nog zinvol zo lang de patiënt dit nog wil en kan. Hoge belastingen op het rechterbeen worden vermeden om (spontane) fracturen te voorkomen.

Follow-up

Patiënt gaat snel achteruit. Na enkele maanden wordt in overleg besloten de fysiotherapie te stoppen. Een maand later overlijdt de patiënt.

Bespreking

Als een klacht ontstaat na een val, ontstaat gemakkelijk de indruk dat het gaat om traumatisch letsel. Als we de casus teruglezen, toont het functieonderzoek echter ook symptomen van ernstige pathologie in het bekken; er is namelijk sprake van een zogenoemd 'sign of the buttock', een door Cyriax beschreven fenomeen dat bestaat uit drie positieve tests. Deze zijn:
- positieve straight-leg-raise-test;
- pijnlijk beperkte passieve flexie van de heup bij gebogen knie met een leeg eindgevoel;
- een niet-capsulaire bewegingsbeperking van het heupgewricht; in het onderhavige geval was de mate van extensiebeperking wel heel erg groot.

Naast een vrij zeldzame combinatie van een radiculair syndroom en een aandoening van het sacro-iliacale gewricht, moet bij het 'sign of the buttock' worden gedacht aan ernstige aandoeningen in de heupregio zoals infectieuze en maligne processen. Bij verdenking hierop dient de patiënt specialistisch te worden onderzocht.

Fysiotherapeuten krijgen frequent patiënten in behandeling wegens heuppijn. Als er sprake is van bovenstaande bevindingen dan dient men – differentiaaldiagnostisch – rekening te houden met ernstige pathologie;[1] het is dan belangrijk patiënt (terug) te verwijzen naar de huisarts of specialist voor verder onderzoek.

Literatuur

1 Vanwye WR. Patient screening by a physical therapist for nonmusculoskeletal hip pain. Phys Ther 2009;89:248.

6 Een rechtszijdige klapvoet bij een 74-jarige man die een jaar geleden was behandeld met fysiotherapie wegens rugpijn met uitstraling in het rechterbeen

Koos van Nugteren

Toen op een ochtend een 74-jarige man opstond uit bed, merkte hij dat hij geen controle meer had over zijn rechtervoet. Als hij liep, klapte de voet luidruchtig op de grond. In de dagen daarna kreeg hij in lichte mate pijn diep in zijn rechterbil en soms voelde hij lichte tintelingen in zijn rechterbeen. De pijn en tintelingen waren echter niet voortdurend aanwezig. In zijn rug had hij totaal geen last. Pas na twee weken raadpleegde hij zijn fysiotherapeut, die hij nog kende van een bezoek van ruim een jaar geleden. Patiënt was toen kortdurend behandeld wegens rugklachten met uitstralende pijn in zijn rechterbeen. Daar had hij het afgelopen jaar geen last meer van gehad.

Status praesens

Patiënt heeft op het moment van het onderzoek geen pijn. Hij maakt zich vooral zorgen om de klapvoet.

Inspectie

Inspectie toont een sportief uitziende man. Tijdens het lopen valt het op dat zijn rechtervoet na het hielcontact neerklapt op de grond. Verder tilt hij zijn rechtervoet tijdens de zwaaifase iets hoger op dan zijn linkervoet (hanentred). Patiënt kan op zijn tenen lopen maar op de hielen lopen is rechtszijdig onmogelijk.

Functieonderzoek

- Het bewegingsonderzoek van de rug is volledig negatief.
- Straight-leg-raise-test is aan de rechterzijde licht positief rond 80 graden.
- De kniepeesreflex en de achillespeesreflex zijn beiderzijds afwezig.

– Manuele weerstand tegen dorsaalflexie toont fors krachtsverlies. Tijdens de test worden wel de tenen krachtig geëxtendeerd.
– Manuele weerstand tegen eversie toont matig krachtsverlies.

Specifieke palpatie

Alleen druk op L5-S1 is licht gevoelig.

Palpatie van de pees van de m. tibialis anterior tijdens manuele weerstand tegen dorsaalflexie toont geen enkele contractie van de m. tibialis anterior.

Interpretatie Hier is sprake van totale uitval van de m. tibialis anterior en partiële uitval van de mm. peronei. Enige dorsaalflexiekracht wordt nog geleverd door de teenextensoren, wat zichtbaar is aan een duidelijk waarneembare extensie van de tenen tijdens manuele weerstand tegen dorsaalflexie. De vraag is waardoor deze uitval wordt veroorzaakt.

Ik vermoed een zenuwwortelinklemming als gevolg van een hernia nuclei pulposi. De licht positieve straight-leg-raise-test ondersteunt dit vermoeden.

Een jaar geleden had dezelfde patiënt rugklachten met uitstralende pijn in zijn rechterbeen. Vermoedelijk is het euvel teruggekomen en is er nu een geïsoleerd letsel van de zenuwwortel van L3-L4 of van L4-L5 als gevolg van een recente en vrij acute discusprolaps.

Toch heb ik het gevoel dat iets niet helemaal klopt. De meeste hernia-patiënten die ik in de loop van de jaren gezien heb, hadden matige tot hevige rugpijn, zeker als er sprake was van forse wortelprikkeling. Deze patiënt heeft op het moment van het onderzoek totaal geen pijn en kan alle rugbewegingen zonder problemen uitvoeren. Verder is er alleen drukpijn op L5-S1. Bij een protrusie van de discus van L3-L4 of L4-L5 zou ik de drukpijn op een hoger lumbaal niveau verwachten. Ik stuur patiënt naar de huisarts met de vraag of verwijzing naar neurologie verstandig is.

De huisarts laat eerst een röntgenfoto maken.

Aanvullend onderzoek

De röntgenfoto toont een wervelkolom zonder afwijkingen en een normale discushoogte. De huisarts gaat ervan uit dat de wervelkolom in orde is en stuurt patiënt naar een neuroloog voor verder onderzoek naar de oorzaak van de klapvoet.

De neuroloog laat een MRI-scan maken (*figuur 6-1*). Deze toont een tumor ter plaatse van het foramen intervertebrale van L3-L4. Patiënt moet direct in het ziekenhuis blijven en wordt geopereerd.

Tijdens de operatie blijkt het te gaan om een plasmocytoom, een tumor van het beenmerg.

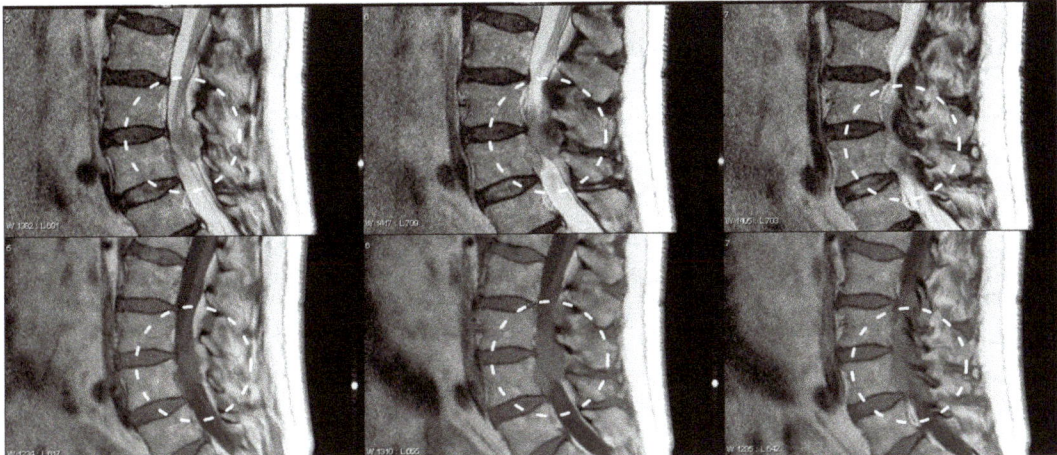

Figuur 6-1
De MRI-scan toont een tumor ter plaatse van het foramen intervertebrale van L3-L4.

Diagnose

Wortelprikkeling van L3-L4 als gevolg van compressie door een solitair plasmocytoom

Een plasmocytoom is een myeloom ofwel een beenmergtumor. Deze beenmergtumor komt solitair voor, bijvoorbeeld in een wervel. De tumor is nauw verwant met de ziekte van Kahler;* bij de ziekte van Kahler zijn er echter multipele myelomen, waardoor het een veel kwaadaardiger aandoening is. Het beenmerg maakt daarbij een overmaat van kwaadaardige plasmacellen aan die ruimte innemen binnen het beenmerg en zo de aanmaak van voldoende gezonde bloedcellen onmogelijk maken. Dit leidt tot bloedarmoede, stoornissen in de bloedstolling (blauwe plekken) en stoornissen in de afweer (infecties). Zo lang er sprake is van een *solitair* plasmocytoom, is dit gevaar in veel mindere mate aanwezig.

Therapie

Het plasmocytoom wordt tijdens de operatie zo veel mogelijk verwijderd. Hierbij ontstaat echter een forse bloeding, wat de operatie ernstig bemoeilijkt. Minstens een deel van de tumor wordt verwijderd en de patiënt

---

* Meer informatie over dit onderwerp is te vinden in een eerder verschenen artikel van Orthopedische Casuïstiek: *casus H51*.

krijgt een bloedtransfusie. Hij heeft tijdens de operatie twee liter bloed verloren. Zijn conditie heeft ernstig te lijden gehad. Hem wordt meegedeeld dat na enkele weken begonnen zal worden met bestraling van het aangedane gebied. Verder krijgt hij fysiotherapie voorgeschreven.

Follow-up Als ik de patiënt weer zie, is de klapvoet minder ernstig dan voorheen. Wel is er nu een fors krachtsverlies van de m. quadriceps en de m. iliopsoas. Duidelijke atrofie van de m. quadriceps is zichtbaar. Kennelijk zijn diverse zenuwwortels – al of niet door de operatie – verder beschadigd.

Patiënt loopt met een overstrekte knie om doorzakken van de knie te voorkomen. Hij gebruikt tijdens het lopen krukken om vallen te voorkomen. Buitenshuis gebruikt hij een rollator.

m. tibialis anterior:	L4-S1
m. quadriceps femoris:	L2-L4
m. iliopsoas:	L2-L4

Innervatie Doel van de fysiotherapie wordt nu: opbouwen van spierkracht, conditie en coördinatie. We moeten bij de spierversterking gebruikmaken van die delen van de spier die nog wel worden geïnnerveerd. Daarbij moeten we hopen dat op lange termijn re-innervatie van de paretische delen van de spier zal plaatsvinden.

Verdere follow-up ontbreekt nog.

Bespreking

Een klapvoet is een symptoom dat meestal een gevolg is van een hernia nuclei pulposi (HNP) op L4-L5-niveau. Als (para)medicus is men snel geneigd deze diagnose te stellen, vooral als de patiënt zich verder kerngezond voelt.

Bij een HNP is er echter bijna altijd ook kenmerkende (hevige) rugpijn en een gefixeerde lumbale wervelkolom. In enkele gevallen, bij zeer geïsoleerde compressie van de zenuwwortel in het foramen intervertebrale, en bij *geringe* discusbeschadiging, is de rugpijn veel geringer. Deze patiënt had echter op het moment van het klinisch onderzoek totaal geen rugpijn en kon alle bewegingen zonder moeite uitvoeren. Als bij deze patiënt sprake was van een HNP, dan klopte er dus iets niet in het gepresenteerde beeld!

De casus toont dat we bij een dergelijke inconsequentie in de symptomatologie rekening moeten houden met andere – minder frequent voorkomende – aandoeningen.

7 Hevige belastingafhankelijke pijn aan de plantaire zijde van de hiel tijdens hardlopen bij een 14-jarige jongen

Dos Winkel

Ruim een half jaar geleden ontstond tijdens langeafstandslopen bij een talentvolle 14-jarige loper heel geleidelijk pijn onder de hiel. Na het lopen verdween de pijn binnen een uur. De pijn was langzaam progressief en patiënt besloot zijn huisarts te bezoeken. Deze besloot zonder nauwkeurig onderzoek tot de diagnose fasciitis plantaris. De jongeman kreeg een NSAID en twee weken rust voorgeschreven. Na twee weken geen last te hebben gehad (maar ook niet te hebben gelopen) besloot patiënt opnieuw te gaan trainen. Daarbij kwam echter direct de plantaire hielpijn weer op. Het opnieuw consulteren van de huisarts leverde slechts een verlenging van het medicijngebruik op en opnieuw rust. Ook deze 'behandeling' leverde niets op en hoewel de moeder van patiënt de huisarts verzocht een foto te laten maken, of haar zoon naar een specialist te verwijzen, weigerde de arts dit.

Na een derde trainingshervatting en evenveel pijn als voorheen, besloot de moeder van de jongen zelf een orthopeed in te schakelen.

Status praesens

Patiënt klaagt over pijnscheuten in het plantaire aspect van de hiel die tijdens lopen ontstaan. In rust en bij gewoon wandelen heeft hij geen last.

Inspectie

Geen bijzonderheden.

Palpatie

Drukpijn ter hoogte van de insertie van de fascia plantaris aan de calcaneus.

Functieonderzoek

Het onderzoek van het bovenste en onderste spronggewricht is negatief. Ook de andere tarsale gewrichten vertonen geen afwijkingen tijdens het functieonderzoek. Wel is er kloppijn op de calcaneus.

Interpretatie De arts legt de moeder en de jongeman uit dat een fasciitis plantaris op deze jonge leeftijd eigenlijk niet voorkomt en dat de diagnose dus wel een andere *moet* zijn!

Aanvullend onderzoek is noodzakelijk en het eerste onderzoek is een klassieke röntgenfoto van de voet.

De foto kan nog tijdens dit spreekuur gemaakt worden en het probleem wordt daardoor meteen duidelijk. Op de foto is een solitaire botcyste zichtbaar.

Er wordt vervolgens een CT-scan gemaakt die de cyste nog duidelijker in beeld brengt. Het betreft een solitaire eenkamerige botcyste van circa 2 bij 3 cm.

De orthopeed prijst de moeder dat zij een orthopedisch consult heeft doorgezet.

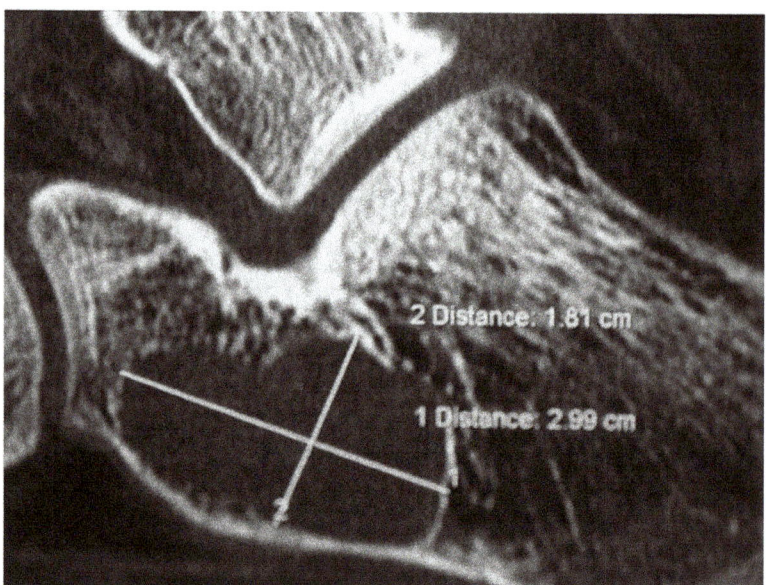

Figuur 7-1
Deze CT-doorsnede toont een solitaire eenkamerige botcyste van circa 2 × 3 cm doorsnede.

Diagnose

Idiopathische goedaardige botcyste van het plantaire-distale deel van de calcaneus

Therapie

Daar het onwaarschijnlijk is dat de cyste zich spontaan herstelt, besluit de orthopeed de patiënt te opereren en de cyste op te vullen met botweefsel uit de bekkenkam.

Follow-up

Patiënt geneest voorspoedig en kan na drie maanden de training pijnloos hervatten. Inmiddels is hij al een paar wedstrijden winnend over de streep gekomen.

7a Addendum: botcysten*

Koos van Nugteren

Terminologie

Botcysten zijn geen echte tumoren maar zich uitbreidende laesies in botweefsel waarbij zich een holte (cyste) vormt. Er wordt onderscheid gemaakt tussen de aneurysmatische botcyste, de solitaire botcyste en de juxta-articulaire botcyste. De eerste twee vormen worden vooral gezien bij kinderen en jonge volwassenen.

De aneurysmatische** botcyste

De aneurysmatische botcyste komt vrijwel alleen voor bij kinderen en jonge volwassenen, met een piek tijdens de tienerjaren.[1] Deze 'tumorachtige' aandoening is een botafwijking met het röntgenbeeld van een 'cyste', die overal in het skelet kan voorkomen maar gewoonlijk gezien wordt in de metafyse van een pijpbeen of in een wervelboog. De meerkamerige 'holte' ziet eruit als een zeer poreuze spons die gevuld is met bloed, bloedstolsels of sereus*** vocht. De cyste is soms zo groot dat deze de contour van het bot kan opblazen.[2] Vaak ontstaat deze afwijking in de metafyse van het nog groeiende skelet; in dat geval ligt de cyste tegen de groeischijf aan. Zelden dringt de cyste door in de epifyse.

Bij een perifere lokalisatie veroorzaakt deze afwijking pijn en zwelling met een gestoorde gewrichtsfunctie. Lokalisatie in een wervel kan radiculaire pijn of een pijnlijke scoliose veroorzaken.

De etiologie van de aneurysmatische botcyste is niet duidelijk. De holte in het bot zou kunnen ontstaan secundair aan een ander type (pseudo)tumor zoals een solitaire botcyste, een reuceltumor, of een osteosarcoom. Meer

Etiologie

---

* Botcyste = holte in botweefsel, meestal gevuld met steriele vloeistof en afgegrensd door een membraan dat tegen het botweefsel aanligt.
** Aneurysma = plaatselijke verwijding van een bloedvat.
*** Sereus = serumachtige vloeistof. Serum is de vloeistof uit het bloed die overblijft nadat alle vormelementen en de fibrine eruit verwijderd zijn.

Figuur 7a-1
Röntgenfoto van een meerkamerige aneurysmatische botcyste in de metafyse van het femur bij een 13-jarige jongen.

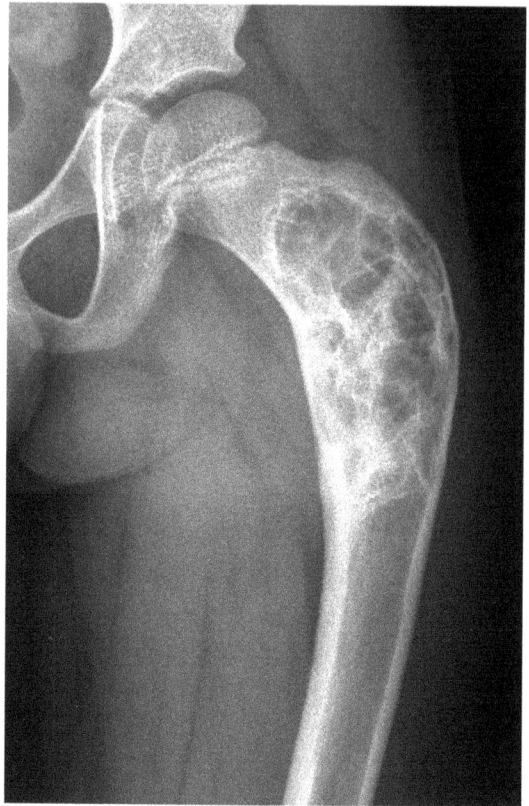

geaccepteerd is de theorie dat holtevorming ontstaat als gevolg van een verhoogde intraveneuze bloeddruk waardoor dilatatie optreedt in de arteriële vaten. Zeker is dat de stoornis meestal optreedt in sterk gevasculariseerd weefsel van groeiend bot ofwel in de metafysen.[3]

Therapie Behandeling bestaat uit excisie en curettage van de cyste gevolgd door cryochirurgie.* Bij aneurysmatische cysten in een wervel, de scapula of het bekken worden goede resultaten bereikt met embolisatie** van de laesie. Daarna kan bij de volwassen patiënt de holte worden opgevuld met botsnippers. Bij kinderen is dat soms niet nodig. Extra voorzichtigheid is geboden bij het jeugdige skelet aangezien beschadiging van de groeischijf tot groeistoornissen van het bot kan leiden.

---

* *Cryotherapie: behandeling door een applicatie van koude. Men kan bijvoorbeeld door toepassing van vloeibaar stikstof ongewenst weefsel vernietigen.*
** *Embolisatie = Opzettelijk toegepaste trombotische afsluiting van een slagader ter behandeling van een aandoening.*

De solitaire botcyste

De solitaire botcyste is een met vloeistof gevulde en met een dun membraan beklede eenkamerige holte in het bot die tijdens de groei ontstaat. De cyste komt dan ook voor bij kinderen en adolescenten, bij jongens drie keer zo vaak als bij meisjes.[1] Voorkeurslokalisatie is de proximale zijde van humerus en femur, vlakbij de groeischijf en – hoewel minder frequent – ook in de tibia en in de calcaneus. De 'tumor' kan symptoomloos bij volwassenen blijven bestaan. De cyste wordt vaak pas symptomatisch als gevolg van een spontane fractuur. Na conservatieve behandeling van de fractuur verdwijnt de cyste soms vanzelf. Daarna *kan* de aandoening recidiveren.

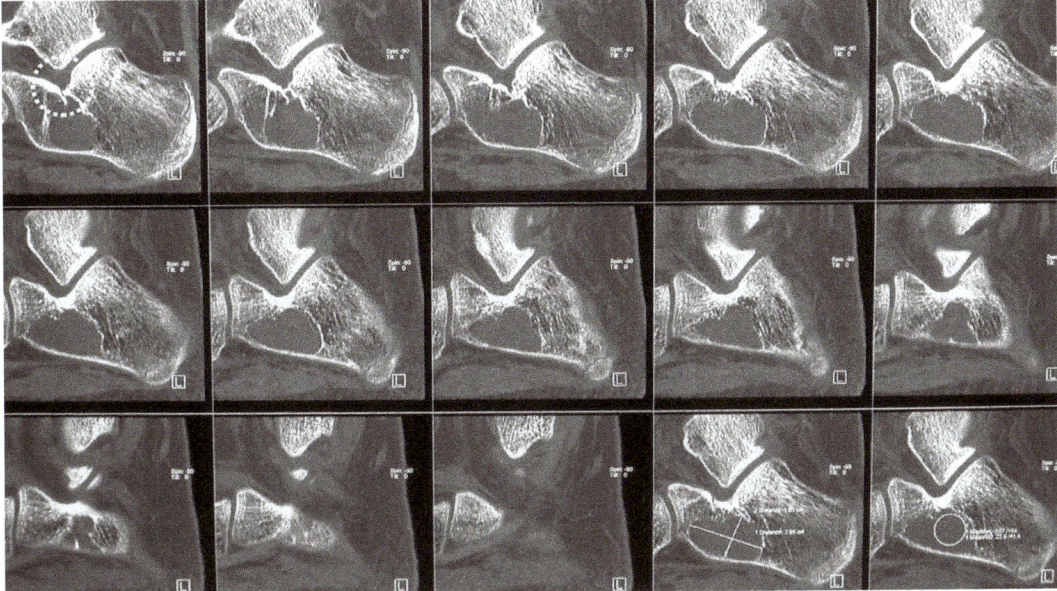

Figuur 7a-2
CT-scan (betreft de patiënt uit casus 7) van een solitaire botcyste in de calcaneus. De cyste werd vermoedelijk symptomatisch als gevolg van een doorbraak (fractuur) naar het subtalaire gewricht (cirkel linksboven). De cyste meet bij zijn grootste diameter 2,99 × 1,81 cm: zie de twee afbeeldingen rechtsonder.

Therapie

Voorkeursbehandeling is een lokale injectie met hydrocortison die drie- tot viermaal herhaald wordt met een onderbreking van steeds enkele maanden. Dit type behandeling helpt overigens niet bij de aneurysmatische cyste. Als injecties onvoldoende resultaat opleveren, kan een operatieve behandeling worden overwogen waarbij de cyste wordt gecuretteerd waarna fenol-*, of cryotherapie wordt toegepast. Als te veel botweefsel

---

* *Fenol: ontsmettingsmiddel.*

moet worden verwijderd, zal men tevens een botplastiek* uitvoeren.[2]
In ongeveer een derde van de gevallen recidiveert de aandoening.[3]

De juxta-articulaire botcyste

De juxta-articulaire botcyste wordt ook wel een intraossaal ganglion** genoemd. Het is een goedaardige cyste, vaak op meerdere plaatsen gelokaliseerd, bestaande uit bindweefsel waarin mucoïde*** veranderingen plaatsvinden, subchondraal gelokaliseerd in de buurt van een gewricht.†
De cyste wordt omgeven door een synoviaal vlies, waardoor deze min of meer identiek is aan een ganglion van bijvoorbeeld de pols; ook een ganglion is immers een cysteuze zwelling van een gewrichtskapsel (synoviaal vlies) of van een peesschede. De lokalisatie van de juxta-articulaire botcyste is echter *intraossaal*. Soms bestaat er overigens een verbinding van de cyste met weefsel dat zich buiten het bot bevindt. Door de aard van het weefsel heeft deze aandoening in de loop van een halve eeuw vele benamingen gekregen, bijvoorbeeld: cyste als gevolg van een ganglion, cyste veroorzaakt door een capsulaire herniatie van de carpale botstukken, synoviale cyste in bot, subchondrale botcyste, intraossaal ganglion, ganglionachtig cysteus defect van bot.[3]

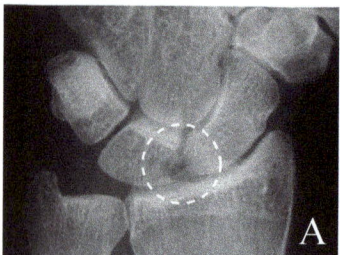 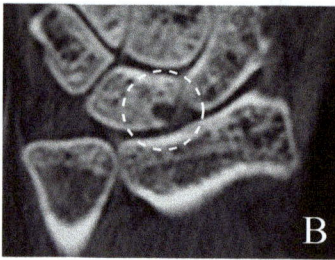 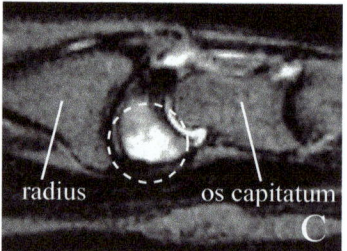

Figuur 7a-3
Deze röntgenfoto (a), CT-scan (b) en MRI-opname (c) van de pols tonen een intraossale ganglioncyste in het os lunatum. Vanwege het oedeem rond de cyste op de MRI-opname (c) werd de cyste aanvankelijk voor een ziekte van Kienböck aangezien. De CT-scan (b) toont echter duidelijk een cyste met normaal bot rondom.

De juxta-articulaire botcyste wordt meestal aangetroffen bij volwassenen tussen 20 en 59 jaar;[3] zelden treft zij kinderen. De cyste komt waarschijnlijk vaker voor dan de literatuur doet vermoeden. Dikwijls is deze botcyste asymptomatisch en wordt zij bij toeval ontdekt op een röntgenfoto. Voorkeurslokalisaties zijn achtereenvolgens: de carpale botten, de mediale malleolus, het acetabulum, het proximale uiteinde van de tibia en

---

* Plastiek: *operatief herstel van een orgaan of lichaamsdeel.*
** Ganglion = *een holte omgeven door een kapsel: meestal betreft het een uitwas van het gewrichtskapsel of van de peesschede. Andere betekenis: zenuwknoop, groep zenuwcellen.*
*** Mucus = *slijm.*
† *Vrije vertaling van de definitie van de WHO.*

het proximale uiteinde van het femur.[3] De juxta-articulaire botcyste van de *carpus* wordt het vaakst aangetroffen in het os scaphoideum, os capitatum, os lunatum en os hamatum. Soms bestaat er een open verbinding tussen de cyste en het gewricht, wat de indruk geeft dat een ganglion uitgaande van gewrichtskapsel tot in het bot is binnengedrongen. In de pijpbeenderen wordt de cyste gewoonlijk in de epifyse aangetroffen.

In de literatuur worden regelmatig *multipele* juxta-articulaire botcysten vermeld; de cyste komt daarbij opvallend vaak symmetrisch voor maar wordt in zeldzame gevallen op totaal verschillende lokaties in het lichaam gevonden. Zo maakt Schajowicz melding van een 43-jarige vrouw met juxta-articulaire botcysten in de mediale malleolus, de radius en in het olecranon.[3]

Etiologie

Zekerheid over de oorzaak van juxta-articulaire cysten bestaat er niet. Vermoedelijk zijn er verschillende mechanismen die kunnen leiden tot het ontstaan van een intraossale cyste. Enkele theorieën:
- Een extraossaal ganglion penetreert het bot en groeit intraossaal verder. Dit fenomeen wordt ook beschreven als een capsuloligamentaire herniatie in bot. Dit zou kunnen plaatsvinden als gevolg van (en ter plaatse van) een aseptische necrosehaard in het botweefsel; deze haard vormt de locus minoris resistentiae. In dat laatste geval zou een insufficiënte bloedvoorziening ten grondslag liggen aan de lokale necrose en de daaropvolgende cystevorming.
- Er bestaat een traumatisch begin: een kleine barst in het gewrichtskraakbeen maakt het mogelijk dat synoviale vloeistof het subchondrale bot binnendringt, waarna holtevorming optreedt.
- Er is sprake van een intramedullaire* metaplasie:** beenmergweefsel verandert van samenstelling waardoor uiteindelijk mucoïde omzetting plaatsvindt van het intraossale weefsel. Repeterende microtraumata, daaropvolgende intraossale vasculaire insufficiëntie en lokale botnecrose zouden een rol kunnen spelen bij het initiëren van het proces.[4]

Symptomatologie

Symptomatische juxta-articulaire cysten veroorzaken lokale pijn, soms toenemend bij het belasten van het nabijgelegen gewricht. Symptomen kunnen maanden tot jaren bestaan alvorens de juiste diagnose gesteld wordt.

Beeldvorming

Röntgenfoto's tonen een rond tot ovaal osteolytisch gebied, omgeven door een rand van sclerotisch*** botweefsel. De grootte is meestal één tot twee centimeter maar in uitzonderlijke gevallen kan de cyste een diameter bereiken van vijf centimeter. De grootte van de cyste is niet duidelijk gerelateerd aan de mate van klachten. Een CT-scan en MRI-opname kunnen de cyste vaak duidelijker in beeld brengen (*figuur 7a-3b en c*).

---

*   Medulla = merg, binnenste gedeelte van een orgaan.
** Metaplasie = omvorming van volwassen cellen in een ander type cel.
*** Sclerose = verharding.

Therapie Behandeling bestaat uit operatieve excisie en curettage.* Bij grote defecten kan de holte opgevuld worden met autografts (snippers eigen bot). Gewoonlijk treedt hierna volledig herstel op.

Recidivering van de aandoening treedt zelden op; de literatuur vermeldt enkele gevallen waarin recidivering plaatsvindt,[3,5-7] waaronder één casus met vijf recidieven[3] en één met zelfs zes recidieven.[7]

De pseudocyste van het os scaphoïdeum

Rennie e.a. (2003) bestudeerden in een retrospectief onderzoek de röntgenfoto's van 1087 patiënten die een polstrauma hadden gehad.[8] Bij drie patiënten (0,3% van het totaal) vonden zij cysteuze afwijkingen van het os scaphoideum. De afwijkingen waren zichtbaar als een donkere vlek in het os scaphoideum met een lichte rand. Nauwkeurig onderzoek van eerder genomen röntgenfoto's en CT-scans toonde (achteraf) bij alle drie patiënten dat er al *kort na het trauma* een fractuurlijn bestond in het os scaphoideum; de (later) gevonden intraossale 'pseudocyste' kon bij hen dus beschouwd worden als een laat symptoom van een occulte, zich niet herstellende microfractuur.

Kennelijk kan een microfractuur leiden tot het binnendringen van synoviale vloeistof, waarna botafbraak uiteindelijk leidt tot een cysteus beeld op de röntgenfoto. Vermoedelijk zijn verstoringen van de vascularisatie binnen het scafoïd mede oorzaak van deze snelle intraossale botafbraak. Het is dan ook mogelijk dat een kleine scafoïdfractuur dikwijls ten onrechte wordt gediagnosticeerd als een juxta-articulaire cyste. Zeker als er een polstrauma aan de cyste is voorafgegaan, dient men rekening te houden met een niet genezen fractuur, met een eventuele pseudoartrose en met een zich ontwikkelende avasculaire botnecrose van het proximale fragment van het os scaphoideum.** Het zou beter zijn de gevonden cysteuze veranderingen binnen een *gefractureerd* scafoïd een cysteus defect of een pseudocyste te noemen, aldus Rennie e.a.

Chantelot e.a. (1998) rapporteren een patiëntencasus waarbij het omgekeerde plaatsvindt; een scafoïdfractuur ontstaat secundair aan een botcyste bij een jonge, sportieve patiënt.[9] Dat het os scaphoideum verzwakt wanneer er zich een holte binnenin bevindt is niet zo vreemd. Toch is een fractuur secundair aan een juxta-articulaire cyste uiterst zeldzaam. Men kan zich bij deze casus afvragen of de cyste ontstaan is als gevolg van een occulte microfractuur van het os scaphoideum.

---

*   Curettage = het leegkrabben van een holte of een hol orgaan.
** Het proximale fragment van een gefractureerd os scaphoideum loopt een verhoogd risico op een avasculaire botnecrose aangezien de vascularisatie van het botstuk geschiedt vanuit het distale deel (zie hoofdstuk 2A van 'Onderzoek en behandeling van de hand: het polsgewricht', een eerdere uitgave van 'Orthopedische casuïstiek').

Eigenlijk is het niet duidelijk aan te geven waar de grens ligt tussen de juxta-articulaire botcyste en de *pseudo*cyste, aangezien het goed mogelijk is dat juxta-articulaire cysten ontstaan als gevolg van een (traumatisch ontstane) barst in het gewrichtskraakbeen. Als op beeldvorming *geen* fractuurlijn gezien wordt, zal men kiezen voor de naam 'juxta-articulaire cyste'; als *wel* een fractuurlijn zichtbaar is, zal men de term *pseudo*cyste als gevolg van een fractuur gebruiken. De terminologie is dus afhankelijk van de kwaliteit van de beeldvorming. Mogelijk zal in de toekomst bij betere beeldvorming meer bekend worden over de exacte oorzaak van de juxta-articulaire cyste.

Overweging

Tumoren van de carpus

Verschillende tumorachtige afwijkingen kunnen voorkomen in de ossa carpalia. Zij veroorzaken gewoonlijk klachten die niet specifiek zijn voor een bepaalde aandoening en erg moeilijk te herkennen zijn op een röntgenfoto.[10] Daarom worden vaak veel verschillende therapieën toegepast alvorens de juiste diagnose wordt gesteld.

> Baron e.a. (1987) onderzochten 105 tumoren van de carpale botstukken en vonden in bijna de helft van de gevallen een *osteoïd osteoma*.[10] Vijftien procent van de resterende tumoren werd beschreven als een intraossaal ganglion. De rest betrof een variatie aan diverse andere tumoren, zoals het osteochondroom, het chondroom en de reuceltumor; deze bleken beduidend zeldzamer. Verder wordt in de publicatie een aantal tumoren vermeld die alleen in zeer uitzonderlijke gevallen in de carpus gevonden kunnen worden, zoals het osteoblastoom,* chondrosarcoom,** hemangio-endothelioom,*** lipoom en de reeds besproken aneurysmatische botcyste.
> De meeste van de door Baron e.a. onderzochte patiënten waren tussen de 20 en 30 jaar oud. Conclusie van het onderzoek: tumoren van de carpus zijn minder zeldzaam dan vaak wordt verondersteld. Bij moeilijk te diagnosticeren pijn in de pols moeten we zeker rekening houden met deze vorm van pathologie.

---

*   *Osteoblastoom = goedaardig gezwel bestaande uit osteoblasten.*
** *Sarcoom = kwaadaardig gezwel van atypische mesenchymale cellen. Chondrosarcoom = kwaadaardig gezwel van kraakbeenweefsel, meestal gelokaliseerd in de epifyse van een pijpbeen.*
*** *Hemangio-endothelioom = tumor uitgaande van bloedvatendotheel.*

Literatuur

1. Rubin E, Farber JL. Pathology. Third edition. Philadelphia - New York: Lippincott-Raven, 1999, pp. 1382-83.
2. Verhaar JAN, Linden AJ van der. Orthopedie. Houten/Diegem: Bohn Stafleu van Loghum, 2001, p. 321.
3. Schajowicz F. Tumors and tumorlike lesions of bone. 2nd edition. Berlin: Springer-Verlag, 1994, pp. 505-39.
4. Schajowicz F, Clavel Sainz M, Slullitel JA. Juxta-articular bone cysts (intraosseous ganglia): a clinicopathological study of eighty-eight cases. J Bone Joint Surg Br 1979;61(1):107-16.
5. Crabbe WA. Intra-osseous ganglia of bone. Br J Surg 1966;53(1):15-7.
6. Feldman F, Johnston A. Intraosseous ganglion. Am J Roentgenol Radium Ther Nucl Med 1973;118(2):328-43.
7. Sim FH, Dahlin DC. Ganglion cysts of bone. Mayo Clin Proc 1971;46(7):484-8.
8. Rennie WJ, Finlay DB. Posttraumatic cystlike defects of the scaphoid: late sign of occult microfracture and useful indicator of delayed union. AJR Am J Roentgenol 2003;180(3):655-8.
9. Chantelot C, Laffargue P, Masmejean E, Peltier B, Barouk P, Fontaine C. Fracture of the scaphoid carpal bone secondary to an intraosseous cyst. Apropos of a case. Chir Main 1998;17(3):255-8.
10. Baron J, Scharizer E. Tumors and tumor-like diseases of the carpal bones. Handchir Mikrochir Plast Chir 1987;19(4):195-205.

8 Hevige nek-schouderpijn gevolgd door paresen bij een 49-jarige man, daags na een bokstraining

Koos van Nugteren

Op een ochtend ontstond in enkele uren tijd hevige pijn bovenop de rechterschouder bij een 49-jarige man. Hij had de dag daarvoor voor het eerst aan een bokstraining meegedaan. Hij vermoedde dan ook dat het iets met overbelasting te maken had. De pijn nam echter in de loop van de dag sterk toe en breidde zich uit naar de nek, rechterarm en hand. Hij besloot de plaatselijke huisartsenpost te bezoeken. Daar aangekomen bleek dat er ook fors krachtsverlies bestond van de m. triceps en de vingerstrekkers. De pijnscore op een VAS-schaal van 1 tot 10 was inmiddels opgelopen tot VAS 9.

De huisarts kon het beeld niet direct thuisbrengen, vermoedde een nekhernia en stuurde patiënt naar een orthopeed. Nog diezelfde dag kon dit geregeld worden. Omdat de orthopeed niet zeker was van de diagnose 'hernia', liet hij de patiënt zien aan een neuroloog.

Status praesens

Patiënt heeft pijn, ook in rust, van nek, rechterarm en rechterhand.

Algemene palpatie

Algemene palpatie naar temperatuurveranderingen en zwelling levert geen bijzonderheden op.

Functieonderzoek

- Extensie en flexie van de nek kan patiënt volledig uitvoeren maar de hevige pijn die hij in rust ervaart neemt hierdoor verder toe.
- Er is licht krachtsverlies van de m. serratus anterior.
- Endorotatie van de arm tegen weerstand is zeer zwak: de lift-off-test (endorotatie van de schouder met de arm op de rug) is positief.

- Er is sprake van volledig krachtsverlies van de m. triceps brachii.
- Er is matig krachtsverlies van de handstrekkers en -buigers.
- Er is volledig krachtsverlies van de strekkers van de drie ulnaire vingers (*figuur 8-1*).

Figuur 8-1
Patiënt probeert alle vingers te strekken; er is echter sprake van volledig krachtsverlies van de strekkers van de drie ulnaire vingers. De m. extensor indicis wordt kennelijk nog (voor een deel) geïnnerveerd door de n. radialis.

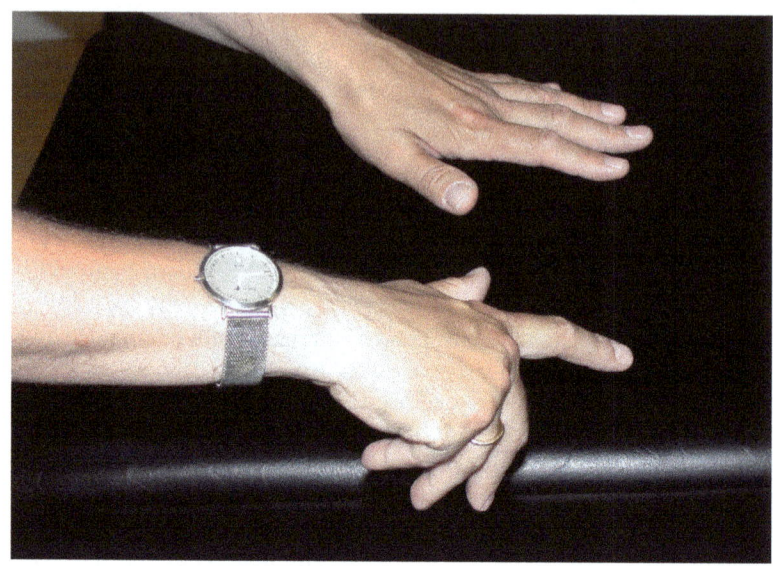

Interpretatie Bovenstaand beeld toont paresen van:
- m. serratus anterior (C5-C7): partiële parese. Innervatie: n. thoracicus longus;
- m. subscapularis (C5-C6): vrijwel totale parese. Innervatie: n. subscapularis;
- m. triceps brachii (C6-C8): totale parese. Innervatie: n. radialis;
- m. extensor digitorum (C6-C8): totale parese: Innervatie: n. radialis.

Nek-schouder-armpijn met motorische uitval kan wijzen op een nekhernia. Een nekhernia is in dit geval echter zeer onwaarschijnlijk vanwege de uitgebreide 'vlekkerige' uitval* van spieren. Er is immers sprake van verlamming van spieren die vanuit meerdere cervicale segmenten worden geïnnerveerd: een totale verlamming van de m. triceps kan vanuit de nek alleen plaatsvinden als drie zenuwwortels (C6-C8) uitgevallen zijn. Het is veel waarschijnlijker dat hier sprake is van een aandoening van de plexus brachialis: het verhaal van de patiënt en het functieonderzoek wijzen beide op een neuralgische amyotrofie, een aandoening van het perifere zenuwstelsel, meestal van de plexus brachialis, die gekenmerkt wordt door zeer hevige pijn (VAS 7-10), binnen enkele uren tot dagen gevolgd door een

---

* *Een 'vlekkige' parese vertoont uitval van spieren en/of sensibiliteit op diverse lokalisaties. Deze lokalisaties komen niet overeen met één bepaalde zenuw of één bepaald dermatoom. Daarnaast verschilt de ernst van de parese per aangedane spier.*

parese. Klinisch is vaak sprake van een plexopathie omdat de laesie niet tot één zenuwwortel of perifere zenuw herleidbaar is. De aandoening is onder vele namen bekend, zoals het syndroom van Parsonage en Turner of plexusbrachialisneuritis.

Neuralgische amyotrofie betreft een goed te herkennen klinische entiteit en niet alleen een diagnose 'per exclusionem'. De diagnose wordt gesteld op grond van klinische verschijnselen en dan nog voornamelijk op basis van het verhaal van de patiënt.*

Diagnose

Neuralgische amyotrofie

Therapie

Een oorzakelijke therapie is nog niet voorhanden. Spontaan herstel van de aandoening verloopt in fasen. De hevige neuropathische pijn verdwijnt na enkele uren tot maanden (gemiddeld een maand), waarna herstel van de kracht – afhankelijk van de ernst van de axonale schade – maanden tot jaren in beslag kan nemen. Oraal gebruik van prednison in de *acute fase* van de aandoening heeft, volgens de eerste onderzoeken, enig gunstig effect op het verloop van de aandoening. Dit geldt voor de duur van de neuropathische pijn en de duur van de aanwezige paresen.[1] Volledig herstel vindt lang niet altijd plaats. Veel patiënten met neuralgische amyotrofie blijven in enige mate last houden van pijn en vermoeidheid in schouder en/of arm.[2]

De patiënt in deze casus wordt behandeld met:
- Pijnstillende medicatie: aan pijnbehandeling in de acute fase valt meestal niet te ontkomen; het meest effectief is orale toediening van een langwerkende NSAID in combinatie met een langwerkend opiaat. 'Mildere' pijnstilling heeft meestal geen effect.
- Sterk ontstekingsremmende medicatie: prednison. Vermoed wordt dat neuralgische amyotrofie voor een deel het gevolg is van een te sterke auto-immuunreactie op lichaamseigen zenuwweefsel (axonen). Het gebruik van corticosteroïden (prednison) is erop gericht deze auto-immuunreactie te dempen. Bovenstaande patiënt krijgt één dag na het begin van de symptomen al prednison voorgeschreven.

---

* Uitgebreide informatie over dit onderwerp is te lezen in een eerdere uitgave van Orthopedische Casuïstiek: *onderzoek en behandeling van de schouder, hoofdstuk 9a: Addendum: neuralgische amyotrofie.* [Nens van Alfen, Baziel van Engelen en Koos van Nugteren.] Enkele alinea's zijn uit dit hoofdstuk overgenomen.

– Fysiotherapie; onderhoud van de fysiologische bewegingen van de gewrichten die (normaliter) door de nu paretische spieren worden aangestuurd. Al na enkele weken dreigt een flexiecontractuur van de drie ulnaire vingers. In overleg met de ergotherapeut wordt hiervoor een nachtspalk gemaakt. Patiënt krijgt zelf huiswerkoefeningen om de beweeglijkheid te onderhouden. Krachttraining van de nog functionerende spieren heeft meestal weinig zin; vaak leidt dit tot secundaire klachten van gewrichten die niet-fysiologisch worden belast. Coördinatietraining mag alleen worden uitgevoerd in de niet-pijnlijke standen van het gewricht; bovenstaande patiënt is – ondanks de m. tricepsverlamming – in staat om thuis te tafeltennissen, wat hij dan ook regelmatig doet.

Follow-up Patiënt is wat de neuropathische pijn betreft binnen een dag vrijwel klachtenvrij (!). Het vermoeden bestaat dat de snelle toediening van prednison de felle auto-immuunreactie heeft stopgezet. De prednison heeft echter geen directe invloed op de inmiddels ontstane paresen.

Patiënt wordt doorverwezen naar de fysiotherapeut waar hij – laagfrequent – wordt behandeld.

In de maanden die volgen probeert patiënt het normale dagelijkse leven weer op te pakken. Hij gaat weer voor halve dagen werken: hij is adviseur van de gemeente en werkt voornamelijk op een kantoor achter een PC. Het toetsenbord bedient hij met zijn linkerhand en voor een deel met zijn nog redelijk functionerende rechtervinger. Hij heeft echter veel last van het krachtsverlies in zijn rechterarm, en kampt daarbij met (extreme) vermoeidheid en duizeligheid die toenemen naarmate de dag vordert. Deze subjectieve symptomen komen veel voor bij patiënten met neuralgische amyotrofie en zijn niet gerelateerd aan psychologische stress of depressies maar hebben veeleer te maken met fysieke stoornissen die horen bij de aandoening.[2]

Drie maanden na het begin van de aandoening zijn de klinische eerste tekenen merkbaar van re-innervatie van de m. triceps. Dit wordt enkele weken later bevestigd door een elektromyogram.

Verdere follow-up ontbreekt nog.

Bespreking

Neuralgische amyotrofie komt vermoedelijk veel vaker voor dan tot voor kort werd gedacht. Een probleem is dat de aandoening weinig bekend is onder (para)medici: neuralgische amyotrofie wordt *gemiddeld* pas na tien weken gediagnosticeerd. Bij een kwart van de patiënten duurt het meer dan een half jaar voordat de juiste diagnose wordt gesteld. Vermoedelijk wordt bij velen de aandoening nooit gediagnosticeerd. Dit is erg jammer omdat in geval van vroegtijdige diagnose, zoals bij bovenstaande patiënt, direct prednison kan worden voorgeschreven, wat, volgens de eerste onderzoeksresultaten, het verloop van de aandoening gunstig beïnvloedt.[1]

De grootste diagnostische valkuil in geval van neuralgische amyotrofie zit hem in de onbekendheid van de aandoening in combinatie met een klinisch beeld dat doet denken aan een hernia nuclei pulposi van de cervicale wervelkolom.

Een andere valkuil kan – bij sommige patiënten – schuilen in een slechts geringe neurologische uitval die niet wordt opgemerkt door de (para)medicus.

Andere aandoeningen die enigszins lijken op het acute stadium van neuralgische amyotrofie zijn:
- Tendinitis calcarea, in de resorptiefase van de aandoening, ook wel acute bursitis subacromialis genoemd. Ook hierbij kan – door inflammatie – spontaan binnen enkele uren hevige pijn in het schoudergebied ontstaan en onvermogen om de arm te heffen (als gevolg van de pijn). Paresen ontbreken echter bij deze aandoening.
- Subacromiale bursitis of tendinitis als gevolg van een val op de schouder. Optredende zwelling door contusie van dit weefsel veroorzaakt – na de val – in enkele uren hevige pijn en onvermogen om de arm te heffen.
- Artritis van het humeroscapulaire gewricht. Inflammatie en hevige pijn kunnen ontstaan door trauma, infectie, een auto-immuunaandoening of idiopathisch, zoals in de eerste fase van de *frozen shoulder*.

Om te differentiëren met een neuralgische amyotrofie zijn de volgende punten van belang:
- Er is sprake van hevige pijn, ook in rust (VAS 7-10).
- De passieve bewegingen van de nek, schouder en arm zijn vrij; er is geen sprake van bewegingsbeperkingen.
- In geval van neurologische verschijnselen; deze zijn *niet* te relateren aan één zenuwwortel. Als dit wel het geval is, valt de diagnose 'hernia nuclei pulposi' te overwegen.

Literatuur

1 Eijk JJ van, Alfen N van, Berrevoets M, Wilt GJ van der, Pillen S, Engelen BG van. Evaluation of prednisone treatment in the acute phase of neuralgic amyotrophy: An observational study. J Neurol Neurosurg Psychiatry 2009 Mar 24. [Epub ahead of print]
2 Alfen N van, Werf SP van der, Engelen BG van. Long-term pain, fatigue, and impairment in neuralgic amyotrophy. Arch Phys Med Rehabil 2009;90(3):435-9.

8a Addendum: revalidatie bij neuralgische amyotrofie (NA)

Allan Pieterse, Daphne Maas, Renske Janssen, Edith Cup, Nens van Alfen en Sander Geurts *

Inleiding

Neuralgische amyotrofie (NA) is een aandoening (spontane ontsteking) van het perifere zenuwstelsel, meestal van de plexus brachialis. NA wordt gekenmerkt door een aanval van zeer hevige pijn in de schouder en/of arm, die na uren tot dagen wordt gevolgd door een vlekkige parese** met vaak opvallende atrofie van de betrokken spieren. Er zijn doorgaans relatief weinig sensibele verschijnselen. De pijn verdwijnt meestal na uren tot weken, terwijl herstel van de parese en de sensibele uitval maanden tot jaren kan duren. De prognose op lange termijn is minder gunstig dan tot nog toe werd aangenomen. De meerderheid van de patiënten herstelt binnen een tot twee jaar tot 80 à 90% van de uitgangssituatie. Echter, ondanks dit herstel ontwikkelt meer dan de helft van de patiënten secundaire pijnklachten, vaak door overbelasting. Bij meer dan 25% van de patiënten recidiveert de aandoening, in welk geval de functionele prognose verslechtert.

Herkenning van NA in de postacute fase

NA is te herkennen aan het typerende beloop, gemarkeerd door een acute episode met heftige pijn, gevolgd door motorische uitval. Bij het lichamelijk onderzoek worden dikwijls atrofie, spierzwakte en een sterke ver-

---

* Betreffende auteurs zijn werkzaam op de afdeling revalidatie en de afdeling neurologie in het Universitair Medisch Centrum St Radboud te Nijmegen.
** Een 'vlekkige' parese vertoont uitval van spieren en/of sensibiliteit op diverse lokalisaties. Deze lokalisaties komen niet overeen met één bepaalde zenuw of één bepaald dermatoom. Daarnaast verschilt de ernst van de parese per aangedane spier.

moeibaarheid van de spieren gevonden, alsmede een verstoorde humero-scapulo-thoracale coördinatie. Bij uitval van de musculus serratus anterior (MRC-graad* ≤ 3) ziet men in rust, maar vooral bij actieve elevatie van de arm in anteflexie- en abductierichting, een scapula alata. Bij zwakte van de rotatorcuffspieren en de musculus deltoideus kan glenohumerale subluxatie optreden. In beide gevallen is er een fors verminderd vermogen tot heffen van de arm. Als de uitval minder ernstig is (MRC-graad > 3), valt vooral bij neerwaartse, excentrische bewegingen van de arm het verstoorde humeroscapulothoracale ritme op. Bij veel patiënten is er op den duur sprake van pijnlijke verkortingen en overmatige spanning in de spieren

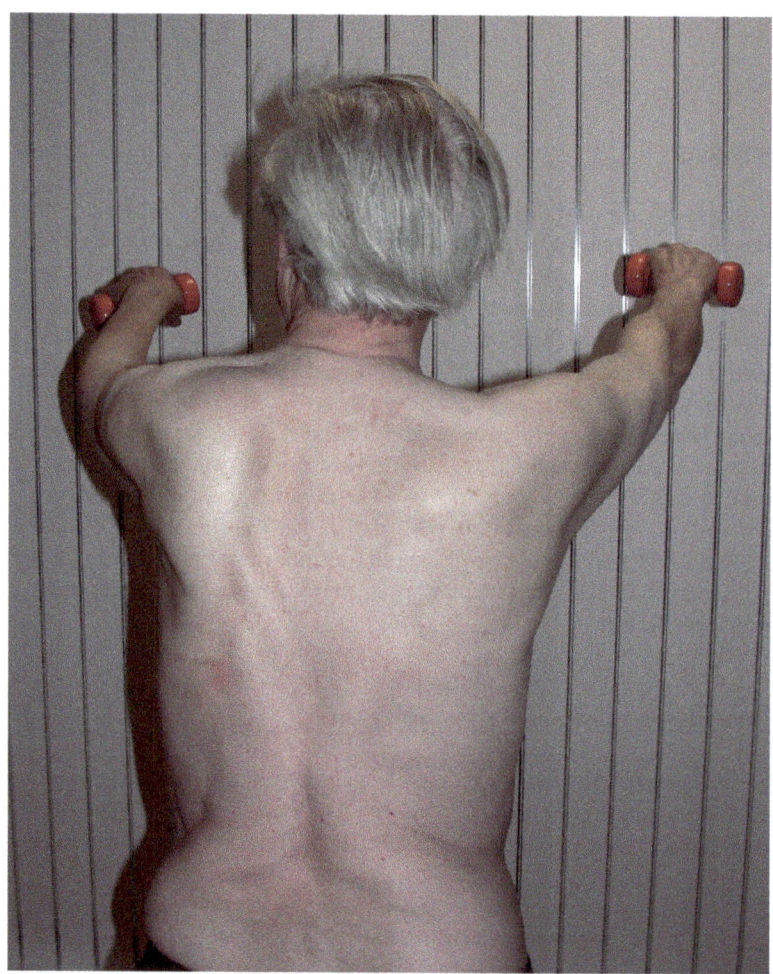

Figuur 8a-1
Bij uitval van de musculus serratus anterior (MRC-graad ≤ 3) ziet men in rust, maar vooral bij actieve elevatie van de arm in anteflexie- en abductierichting, een scapula alata.

* MRC = Medical Research Scale. De MRC-schaal (van 0 tot 5) is een maat voor de spierkracht. Voorbeeld: MRC-graad 2 = contractie van de aangedane spier zorgt alleen voor een volledige bewegingsuitslag als de invloed van de zwaartekracht wordt uitgeschakeld. Zie bijlage III voor alle gradaties.

rond de scapula, in het bijzonder de m. trapezius, m. levator scapulae en mm. rhomboidei. Hierdoor kan ook sprake zijn van een veranderde rustpositie, bijvoorbeeld een hoogstand, rotatie of vooroverkanteling van de scapula op de thorax.

Gevolgen van NA voor activiteiten en participatie

Door de pijn en de krachtsvermindering worden patiënten beperkt in de uitvoering van dagelijkse activiteiten en sociale rollen. De belangrijkste beperkingen betreffen het heffen van de arm in de schouder, wat zich uit tijdens activiteiten als reiken, tillen, zelfverzorging, klussen, sport en arbeid. Maar ook relatief lichte activiteiten die langer duren of vaker achter elkaar herhaald worden, zoals huishoudelijke en PC-werkzaamheden, kunnen de klachten provoceren. Wanneer patiënten hun normale activiteiten geforceerd blijven uitvoeren, ontstaat er vaak een abnormaal, compensatoir aanspanningspatroon van de spieren rond de scapula en de schouder, vooral in de niet-aangedane musculatuur. Behalve de schoudermotoriek kan ook de motoriek van elleboog, pols en vingers zijn aangedaan met gevolgen voor vele grof- en fijnmotorische activiteiten.

Patiënten met langdurige klachten hebben vaak 'geen weet' van de spieruitval, de veranderde coördinatie en de ondoelmatige stabilisatie van vooral de scapula en het glenohumerale gewricht. Ze ervaren slechts de gevolgen in de vorm van parese, pijn en/of vermoeidheid. Gebrek aan informatie over de gevolgen en het beloop van NA kan leiden tot een gevoel dat de klachten 'onbeheersbaar' zijn. De relatie tussen de belasting en de klachten wordt niet gezien, of uit het oog verloren. Het zich realiseren van het belang van een juiste bewegingshygiëne en een uitgebalanceerd activiteitenpatroon is dan ook de sleutel tot een goede behandeling.

Behandeladvies voor huisarts, revalidatiearts, ergotherapeut en fysiotherapeut

In het UMC St. Radboud zien wij al meer dan tien jaar patiënten met NA. De ervaringen bij inmiddels zo'n 650 patiënten hebben geleid tot een aantal uitgangspunten die van belang lijken bij de behandeling en begeleiding van patiënten met NA. Deze uitgangspunten worden hierna samengevat.

Acute behandeling

De huisarts en fysiotherapeut in de eerste lijn zijn doorgaans de eerste hulpverleners met wie de patiënt in contact komt bij een aanval van NA. In de acute fase (een dag tot vier weken) zijn *voorlichting*, *pijnreductie* en *contractuurpreventie* van belang. Het instellen van een goede pijnmedicatie door een arts volgens onderstaand beleid is belangrijk. Daarnaast dienen patiënten te leren om, ondanks de pijn, minimaal tweemaal per dag de beweeglijkheid in de gewrichten en de lengte van de spieren te onderhouden. Een goede oefening is het maken van een volledige abductiebeweging in ruglig, die door de onderlaag wordt ondersteund. Manipulaties, weerstandstraining en rekoefeningen zijn in deze fase gecontraïndiceerd en vaak ook zeer pijnlijk. Elektrostimulatie is niet zinvol en mogelijk zelfs schadelijk voor het zenuwstelsel.

Medicatie

Bij een pijnscore > 7 uit 10: pijnstilling met een combinatie van een langwerkende NSAID (bijv. diclofenac retard 100 mg 2 dd) en een langwerkend morfinomimeticum (bijv. MS Contin 2 dd 10-20 mg).

Indien een patiënt minder dan twee weken last heeft, er nog veel pijn bestaat en hiervoor geen contra-indicaties bestaan, kan een stootkuur prednison per os van twee weken overwogen worden door de arts (eerste week 60 mg/dag of 1 mg/kg bij kinderen, tweede week afbouw met 10 mg/dag).

Revalidatiebehandeling

De patiënten komen doorgaans pas bij de revalidatiearts en bij de fysio- en ergotherapeut in de tweede lijn op het moment dat er sprake is van secundaire pijnklachten in de postacute fase. Afhankelijk van de complexiteit van de klachten en de uitgebreidheid van de participatieproblemen kan er gekozen worden voor een poliklinische revalidatiebehandeling of een enkelvoudige aanpak door de ergotherapie en/of fysiotherapie, al dan niet in combinatie met de eerste lijn. In de postacute fase neemt de pijnintensiteit af en staan atrofie, verminderde functie en (spier)vermoeidheid op de voorgrond. In deze fase moet aandacht worden geschonken aan de volgende principes:
- Het geven van *praktische informatie* over de gevolgen van de uitval en geven van inzicht in overbelastingsmomenten (feedback aan de patiënt met behulp van een filmpje van de scapulabewegingen kan hierbij behulpzaam zijn).
- Het aanleren van oefeningen voor *doelmatige stabilisatie* van de schoudergordel (onbelast of met de zwaartekracht mee).
- Het aanleren van mild uitgevoerde *rekoefeningen* ter normalisering van spierlengte en spierspanning (te sterk of niet goed gelokaliseerd rekken geeft verergering van de klachten).
- Het aanleren van *mobiliserende oefeningen* om de passieve beweeglijkheid in de schoudergordel te behouden.
- Het leren *voorkómen van secundair impingement* als gevolg van een verminderde scapulastabiliteit en een veranderde scapulapositie.
- Het aanleren van oefeningen voor *rotator-cuffactivatie* in de diverse glenohumerale posities, vooral rond het moment van impingement (in onbelaste positie).
- Het geven van *inzicht in belasting en belastbaarheid* door activiteitenregistratie.

- Het reduceren van overbelasting door *ergonomische adviezen*:
  - *Aandacht voor lichaamshouding en ontspanning*. Het is belangrijk dat patiënten zich bewust worden van het belang van een ontspannen lichaamshouding in zit, lig en tijdens activiteiten.
  - *Verminderen of aanpassen van activiteiten*. Dit kan betekenen dat de patiënt tijdelijk een aantal activiteiten niet meer of op een andere manier uitvoert.
  - *Gebruik van aanpassingen en hulpmiddelen*. Dit kan variëren van een eenvoudige armondersteuning tot een uitgebreide aanpassing van de werkplek.
- *Communiceren met anderen* (gezinsleden, collega's, werkgever, vrienden) over de verminderde belastbaarheid. Dit leidt ertoe dat mensen begrip hebben voor de situatie en bereid zijn (tijdelijk) taken over te nemen.

Algemene tips

- In het algemeen geldt de vuistregel: *coördinatietraining* is belangrijker dan krachttraining. Trainen van spierkracht bij MRC < 3 heeft geen zin en werkt soms zelfs contraproductief. Bij een spierkracht vanaf MRC 3 kan langzaam en rustig spierkracht worden opgebouwd met inachtneming van een goede coördinatie.
- Bij een beperkt aantal patiënten is de nervus phrenicus aangedaan met als gevolg een verminderde werking of zelfs halfzijdige uitval van het middenrif. Patiënten tonen dan klinische signalen van *orthopneu*.* Kenmerkend hiervoor zijn benauwdheid bij bukken of plat liggen. In een rotatie-extensiehouding van de wervelkolom in ruglig is dan een verminderde inspiratie zichtbaar. Bij ernstige uitval kan dat tot nachtelijke hypoventilatie en ademhalingsproblemen leiden met een gestoorde, onrustige slaap, ochtendhoofdpijn en ernstige vermoeidheid. Een consult bij een longarts is geïndiceerd.
- Wanneer de patiënt meer controle krijgt over de klachten, kan gewerkt worden aan het geleidelijk weer *opbouwen* van de belasting, zowel ten aanzien van het aantal activiteiten, als de duur en de intensiteit ervan. Dit gebeurt op geleide van pijn en vermoeidheid, waarbij een vuistregel is dat deze binnen één tot twee uur na een activiteit of oefening weer op het uitgangsniveau zijn teruggekeerd. NB: Een volledig herstel van de belastbaarheid is niet altijd mogelijk.
- *Tijd* is de belangrijkste factor die het herstel bepaalt. Het is niet zo dat de patiënt sneller herstelt door harder te oefenen!
- Gezien de duur van het herstelproces is het belangrijk om de *zelfstandigheid* van de patiënt vroegtijdig te stimuleren en de patiënt te leren om zelf verantwoordelijkheid te dragen voor de eigen gezondheid.
- Een belangrijke rol voor de therapeut is de patiënt te begeleiden bij het *accepteren* dat hij of zij een periode beperkt is in zijn of haar functioneren.

---

* Orthopneu: kortademigheid die vermindert of verdwijnt door rechtop te gaan zitten.

– Bij het langer dan een half jaar persisteren van de pijnklachten (chronificatie) spelen cognitieve en emotionele attributies ten aanzien van de klachten waarschijnlijk mede een rol. Naast het aanleren van een juiste bewegingshygiëne is dan tevens een cognitief-gedragsmatige benadering volgens het chronische-pijnconcept aangewezen.

Literatuur

Alfen N van, Werf SP van der, Engelen BGM van. Long-term pain, fatigue and impairment in neuralgic amyotrophy. Arch Phys Med Rehab 2009;90:435-39.

Alfen N van. The neuralgic amyotrophy consultation. J Neurol 2007;254:695-704.

Ven AC van de, Alfen N van, Heijdra YF. Een bijzondere oorzaak van acute dyspnoe: neuralgische amyotrofie. Ned Tijdschr Geneeskd 2009;153:A181.

Alfen N van, Engelen BG van, Hughes RA. Treatment for idiopathic and hereditary neuralgic amyotrophy (brachial neuritis). Cochrane Database Syst Rev 2009;(3):CD006976.

http://www.umcn.nl/extern/patfol/NSC0618.pdf (patiëntenfolder over NA).

www.ariezmp.nl/AriezMP/DownloadFile.lynkx?guid=918430eb-04b6-4355-a837-423003aea0d3 (Nederlandstalig artikel met overzicht van de aandoening).

www.ncbi.nlm.nih.gov/bookshelf/br.fcgi?book=gene&part=hna (Engelstalige informatie over de erfelijke vorm van NA).

9 Een 28-jarige niet-sporter met sinds jaren bestaande wisselende blokkeringsklachten van de rechterknie

Marc Martens

Sinds enkele jaren had een nu 28-jarige niet-sportieve man klachten van blokkering en pseudoblokkering van de rechterknie. Een oorzaak hiervoor kon hij niet aangeven. Er was zeker geen trauma in de voorgeschiedenis. Het blokkeren kon op de meest onverwachte momenten optreden, zelfs tijdens stilzitten en in bed. Er bestond geen duidelijk uitlokkend moment.

Aanvankelijk kwam het blokkeren zo sporadisch voor, dat patiënt zich niet al te veel zorgen maakte, maar het laatste jaar gebeurde het veel frequenter, zodat hij zijn huisarts consulteerde. Medicatie en fysiotherapie brachten geen enkele verbetering. Met het vermoeden van een meniscusscheur werd patiënt naar een orthopedisch chirurg verwezen, die een artroscopie uitvoerde maar geen afwijkingen kon vinden.

Daar patiënt op het punt staat voor langere tijd naar het buitenland te vertrekken, besluit hij zich voor een nieuwe opinie bij ons te melden.

Status praesens

Frequent onverwacht blokkeren of bijna (pseudo)blokkeren van de rechterknie, soms gepaard gaande met lichte zwelling van de knie. Geen echt doorzakkingsgevoel. De aan het blokkeren verbonden pijn is – evenals het blokkeren zelf – zeer variabel; soms duurt een blokkering wel een halve dag, maar meestal betreft het enkele minuten. De pijn wordt vooral posterolateraal in de knieholte gevoeld.

Op het moment van onderzoek is de knie geblokkeerd.

Inspectie

Ongeveer 10 graden flexiestand van de rechterknie. Geringe atrofie van de m. quadriceps. Verder geen bijzonderheden.

Algemene palpatie

Geen bijzonderheden.

Functieonderzoek

- Zowel actief als passief is er een beperking van de extensie van ongeveer 10 graden. Het eindgevoel van de extensie is niet te beoordelen.
- Ook de flexie is passief ongeveer 10 graden beperkt ten opzichte van de linkerknie. Tijdens de passieve flexie is eindstandig duidelijk de typische posterolaterale pijn op te wekken.
- Het verdere onderzoek is negatief; de mcmurray-test is echter door de flexie- en extensiebeperking niet goed uit te voeren.

Aanvullend onderzoek

Conventioneel röntgenonderzoek is negatief.

Interpretatie   Er is duidelijk sprake van 'internal derangement'; meestal betreft het een meniscusletsel of een corpus liberum door verschillende oorzaken (van kraakbeen tot synoviale chondromatose). Daar eerder uitgevoerd artroscopisch onderzoek negatief was, is er vrijwel zeker geen meniscusletsel of corpus liberum. Toch besluiten we, mede in verband met de korte tijd die nog rest voor zijn vertrek, tot een nieuwe artroscopie, waarbij extra aandacht besteedt dient te worden aan de posterolaterale hoek.

Therapie

Tijdens de artroscopie wordt inderdaad een intact gewricht gezien. Het is pas tijdens palpatie onder de achterhoorn van de laterale meniscus, dat de oorzaak van de klachten gevonden wordt: een nodulus in de hiatus van de popliteuspees! Deze nodulus kan in zijn geheel verwijderd worden.

Aanvullend onderzoek

Anatopathologisch onderzoek toont dat het een nodulaire synovitis betreft. Dit is de solitaire vorm van de synovitis villonodularis pigmentosa.* Deze solitaire vorm leidt niet tot bloedingen en is klinisch moeilijk te diagnosticeren. Het meest typische voor deze aandoening in de knie zijn de blokkeringsverschijnselen zonder duidelijk trauma in de voorgeschiedenis. De nodulus is op MRI gewoonlijk goed te zien, maar in dit geval was er voor dit onderzoek geen tijd.

---

* Meer informatie over dit onderwerp is te vinden in een eerder verschenen artikel van Orthopedische Casuïstiek, *casus H23*.

Diagnose

Nodulaire synovitis, de solitaire vorm van synovitis villonodularis pigmentosa

Drie maanden na de ingreep meldt patiënt per e-mail dat hij geheel klachtenvrij is.

Follow-up

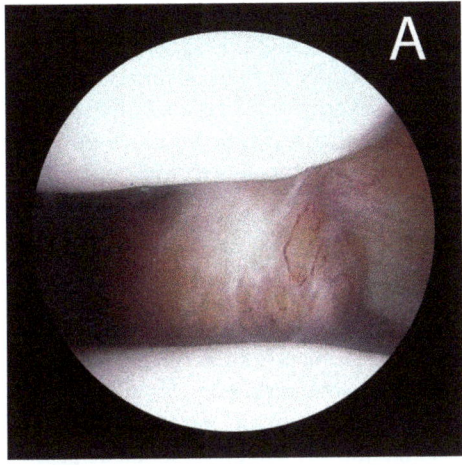
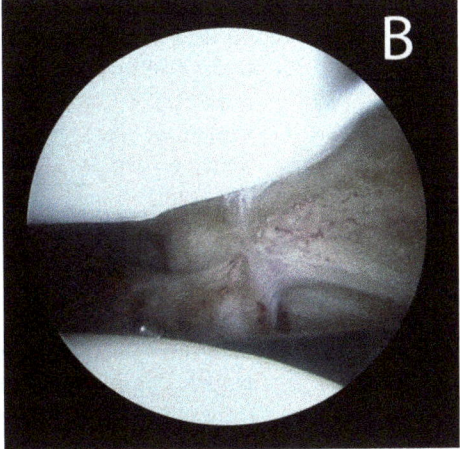
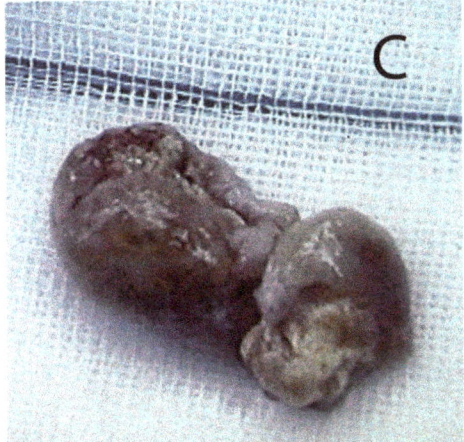

Figuur 9-1
Op de artroscopische opnamen (a en b) is de nodulaire synovitis goed zichtbaar. Afbeelding c toont de verwijderde nodulus.

Bespreking

Een synovitis villonodularis pigmentosa is een tumorachtige aandoening van het synoviaal membraan, het binnenste deel van het gewrichtskapsel. Het komt voor in een diffuse en in een nodulaire vorm.
- De *diffuse* vorm wordt gekenmerkt door een rood-bruinige verkleuring van het synoviale membraan, dat bovendien een opvallende hypertrofie vertoont in de vorm van talloze vlokken (villi) ofwel plooien. Deze kunnen uiteindelijk het kraakbeen en dus het gewricht aantasten. De aandoening komt vaker voor bij vrouwen dan bij mannen en is meestal in één knie gelokaliseerd. Soms wordt de aandoening in de heup gezien maar zelden in andere gewrichten. Gewoonlijk is er sprake van pijn, treedt zwelling op van het gewrichtskapsel en soms ontstaat een hydrops. Bij aspiratie van het gewrichtsvocht wordt gewoonlijk een donkergele tot bruine heldere vloeistof aangetroffen. Door de kapselirritatie treden op den duur bewegingsbeperkingen op. Slotverschijnselen zijn zeldzaam.
- De *nodulaire* vorm heeft microscopisch dezelfde kenmerken maar vertoont macroscopisch een meer lokaal tumorachtig uiterlijk. Het ziet er namelijk uit als een geel tot bruinrood gezwel en de – bij de diffuse vorm zo kenmerkende – villeuze hypertrofie ontbreekt. Het kan oorzaak zijn van blokkeringsverschijnselen van de knie. De nodulaire synovitis pigmentosa komt meer bij mannen voor dan bij vrouwen. Deze aandoening komt overigens ook voor in een ander soort synoviaal weefsel, namelijk in peesscheden; bijna altijd betreft het dan de peesscheden van de vingers. Hoogst zelden wordt het in een slijmbeurs aangetroffen.

De diagnose wordt gewoonlijk door middel van MRI gesteld, of rechtstreeks tijdens artroscopie. De behandeling bestaat, zowel voor de diffuse als voor de nodulaire vorm, uit operatieve verwijdering. In het geval van de diffuse articulaire vorm betekent dat meestal een totale synovectomie. Als niet *al* het synoviale weefsel goed is verwijderd, komt het probleem terug. Daarom volgt soms nog nabehandeling van het gewricht met radiotherapie (bestraling).

In dit geval ging het om een wel heel erg verborgen nodulaire synovitis. Bij posterolaterale kniepijn die verder artroscopisch onderzocht wordt, is het van groot belang ook onder de laterale meniscusachterhoorn te kijken in deze moeilijk zichtbaar te maken hoek.

Literatuur

Korst JK van der. Gewrichtsziekten. Utrecht: Bohn, Scheltema & Holkema, 1980, pp. 304-05.

10 Pijn in beide onderbenen, spontaan ontstaan in één dag, bij een 62-jarige vrouw

Koos van Nugteren

Op een ochtend voelde een 62-jarige vrouw pijn in het rechteronderbeen. In de loop van de dag nam de pijn toe en ontstond tevens pijn aan de linkerzijde. De pijn was vooral lateraal gelokaliseerd. Het was echter moeilijk de exacte plaats en oorzaak van het probleem te vinden. Zij had verder het gevoel dat de pijnlijke plaats ook warmer was dan normaal. Omdat zij een ontsteking vermoedt, haalt zij ibuprofen bij de apotheek. Dit helpt redelijk goed maar de klachten verdwijnen niet. Enkele dagen later bezoekt zij haar huisarts.

Aanvullende informatie

Een jaar geleden had patiënte dezelfde pijn. Men diagnosticeerde dit als zijnde een gevolg van spataderen en nadat zij hiervoor een laserbehandeling had ondergaan, verdwenen deze klachten spontaan in enkele weken tijd.
   Patiënte heeft nooit trombose gehad. Wel heeft zij een snelwerkende schildklier.

Status praesens

Patiënte heeft pijn in rust en bij bewegen. Zij kan de pijn niet oproepen door bepaalde bewegingen te maken. Het is ook niet zo dat de pijn optreedt of erger wordt na enige tijd lopen. Staan of zitten maakt volgens patiënte niet uit. Ook 's nachts heeft zij pijn.

Inspectie

In stand: geen bijzonderheden.
Lopen: patiënte loopt min of meer mankend; het is alsof zij op eieren loopt: voorzichtig en langzaam.

Algemene palpatie

Het rechteronderbeen is, vooral dicht bij de knie, warmer dan het linkeronderbeen.

Functieonderzoek

- Het passieve bewegingsonderzoek van de knie en de enkel is volledig negatief.
- Patiënte kan goed op de tenen en op de hielen lopen.
- Weerstandstests: eversie tegen manuele weerstand provoceert in geringe mate pijn.

Interpretatie Opvallend is het feit dat de pijn volgens patiënte onafhankelijk is van belasting of bewegingen. De pijn is altijd aanwezig. Dit, en het feit dat de pijnlijke plek warm aanvoelt, suggereert een inflammatie. De vraag is echter waar en waardoor.

Specifieke palpatie

Nauwkeurige palpatie van de knie en het gehele onderbeen tonen in eerste instantie geen enkele drukpijn. Herhaling van de palpatie toont vervolgens enige drukpijn bij manuele druk op de fibulakop, zowel links als rechts. Pas dan ontstaat het vermoeden van een tibiofibulaire artritis, een deel van het kniegewricht dat vaak over het hoofd wordt gezien.

Forse compressie van het tibiofibulaire gewricht provoceert vervolgens zeer duidelijk de voor patiënte herkenbare pijn inclusief de uitstraling naar distaal langs het onderbeen. Zeer nauwkeurige palpatie van de gewrichtsspleet van het tibiofibulaire gewricht doet alle twijfels verdwijnen; patiënte herkent direct de pijn zodra hier wordt gepalpeerd.

Diagnose

Artritis van het proximale tibiofibulaire gewricht re > li

Therapie

Een spontane artritis in twee gewrichten tegelijk suggereert een reumatische aandoening. Patiënte geeft echter aan *niet* bekend te zijn met een reumatische aandoening. Er zit ook geen reuma in de familie. Er zijn echter zeer vele oorzaken voor spontane artritiden. Een uitgebreide anamnese naar jicht, de ziekte van Lyme en andere reumatische aandoeningen levert niets op. Wel meldt patiënte weer de snelwerkende schildklier. Zij noemt vervolgens de naam van de schildklieraandoening: de ziekte van Graves.

> De ziekte van Graves is een auto-immuunziekte waarbij bepaalde antistoffen zich hechten aan schildkliercellen. De schildklier gaat hierdoor sneller werken of juist langzamer. Soms is een opgezette schildklier zichtbaar als een zwelling in de hals (struma). Al in 1840 werden de drie symptomen 'struma, versnelde polsfrequentie en uitpuilende ogen' beschreven door de Duitse arts Von Basedow. Dit drietal symptomen wordt ook wel het 'syndroom van Basedow' genoemd. Minder bekend is dat de aandoening ook regelmatig gepaard gaat met andere 'vergissingen' van het auto-immuunsysteem; bij bepaalde patiënten kunnen de ogen, klierweefsels en gewrichtskapsels aangedaan zijn. Artritiden en spondylartropathieën komen dan ook relatief vaak voor bij deze schildklieraandoening. Een op de tien patiënten met een auto-immuunziekte van de schildklier krijgt ook de ziekte van Sjögren;[1] dit is eveneens een auto-immuunziekte waarbij de slijmvliezen van de ogen en de speekselklieren zijn aangedaan.*

Het ziet ernaar uit dat er dus toch sprake is van een reumatische aandoening. Vooralsnog raad ik patiënt aan zich te melden bij de huisarts en het verder rustig aan te doen. Vermoedelijk verdwijnt de inflammatie vanzelf. Patiënt gaat door met een iets hogere dosering NSAID's, wat de klachten enigszins vermindert. Een week later zijn de klachten al duidelijk minder en enkele weken later is zij klachtenvrij.

Literatuur

1 Kerimović-Morina D. Autoimmune thyroid disease and associated rheumatic disorders. Srp Arh Celok Lek 2005;133(Suppl 1):55-60.

---

* *Zie ook de opmerkelijk overeenkomstige casus uit hoofdstuk 4 van het boek 'Onderzoeken en behandelen van artrose en artritis', een eerdere uitgave van* Orthopedische Casuïstiek. *Hierin wordt een artritis van het tibiofibulaire gewricht beschreven bij een patiënt met de ziekte van Sjögren.*

11 Een 29-jarige man met een voortdurende neiging tot verzwikking van de rechtervoet na een enkeldistorsie*

Koos van Nugteren

Op een herfstachtige dag gleed een 29-jarige man uit over wat natte bladeren en kwam daarbij met zijn rechtervoet op de rand van een stoepje terecht, waar zijn voet op de klassieke manier naar mediaal omzwikte. Ondanks hevige pijn aan de laterale zijde van de voet was patiënt nog in staat vijf minuten mankend door te lopen. Daarna nam de pijn zodanig toe dat lopen nauwelijks mogelijk was. Als hij toch probeerde te lopen, dreigde de pijnlijke voet steeds weer om te zwikken. Aangezien de patiënt wel vaker een enkeldistorsie had gehad, bespaarde hij zich de weg naar de huisarts en zwachtelde de voet zelf in. Ondanks de zwachtel kostte het hem moeite om de voet stabiel te houden. Toen hij na een week de rechtervoet *weer* verzwikte, besloot hij zijn huisarts te raadplegen. De huisarts bekeek de enkel – die nauwelijks gezwollen was – en belde mij vervolgens met het verzoek de voet even in te tapen. Aangezien dergelijke patiënten vaak tussendoor geholpen moeten worden, had ik op dat moment slechts tijd voor een kort onderzoek; er was nauwelijks sprake van zwelling maar wel vond ik opvallend veel drukpijn aan de laterale voetrand. Ik legde een tapeconstructie aan en vertelde de patiënt dat de pijn in de loop van enkele dagen moest afnemen. Bij stagnering van genezing wilde ik patiënt snel terugzien voor uitgebreider onderzoek. Enkele dagen later was de patiënt er weer; de tape werd als prettig ervaren aangezien de sterke zwikneiging hiermee duidelijk verminderde; verder was er echter geen enkele verbetering in de pijn opgetreden. Dit bleek vooral na verwijdering van de tape.

Status praesens

Hevige pijn aan de laterale zijde van de rechtervoet, toenemend bij belasten en bewegen.
Patiënt heeft moeite zijn tenen te buigen vanwege de pijn.
Er bestaat een continue 'zwikneiging'.

---

* *Deze patiëntencasus betreft een bewerking van een eerder verschenen casus (EV87) in* Orthopedische Casuïstiek.

Inspectie

- De laterale voetrand is iets roder dan aan de niet-aangedane zijde.
- Er bestaat een zeer geringe verhevenheid aan de laterale zijde van de rechtervoet (*figuur 11-1*).
- De rechtervoet is iets warmer aan de laterale zijde ten opzichte van de linkervoet. Dit deel van de voet is al pijnlijk bij aanraking.

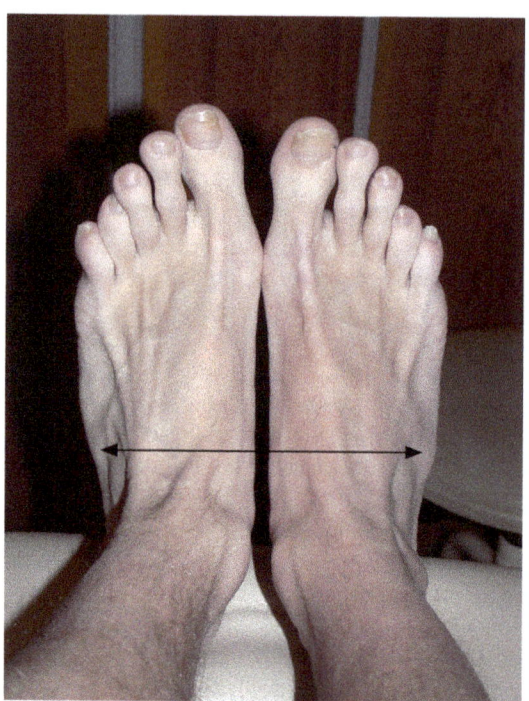

Figuur 11-1
Er bestaat een zeer geringe verhevenheid aan de laterale zijde van de rechtervoet. De rechter*enkel* is niet of nauwelijks gezwollen.

Functieonderzoek

Alle passieve bewegingen zijn min of meer pijnlijk; de pronatie en supinatie zijn extreem pijnlijk.

Alle weerstandstests zijn min of meer pijnlijk. Extreme pijn wordt gevoeld bij de eversie tegen weerstand.

Palpatie

- Er bestaat lichte drukpijn van het ligamentum talofibulare anterius, de band die meestal aangedaan is na een distorsie.
- De mediale en laterale malleolus zijn *niet* drukpijnlijk.
- Er bestaat extreme drukpijn langs de laterale voetrand, met een maximum op de basis van het os metatarsale V.

Alle symptomen wijzen op een avulsiefractuur van de basis van het os metatarsale V, ter plaatse van de insertie van de m. peroneus brevis. Deze spier heeft een belangrijke stabiliserende functie wegens zijn vermogen om inversie tegen te gaan. Als de m. peroneus brevis is uitgeschakeld zoals bij een ruptuur, avulsiefractuur of parese, zal bij de patiënt direct de neiging ontstaan om de voet om te zwikken. De pijn die patiënt ervaart bij het buigen van de tenen wordt waarschijnlijk veroorzaakt door aanspanning van de m. flexor digiti minimi brevis; dit kleine spiertje heeft zijn oorsprong – onder andere – aan de basis van het aangedane os metatarsale V.

Interpretatie

Nader beeldvormend onderzoek is in ieder geval geïndiceerd.

Aanvullend onderzoek

Conventionele röntgenfoto's: de AP opname en de laterale opname tonen vaag een avulsiefractuur van de basis van het os metatarsale V. De fractuur wordt beter zichtbaar als vervolgens ook een oblique (schuine) opname wordt gemaakt.

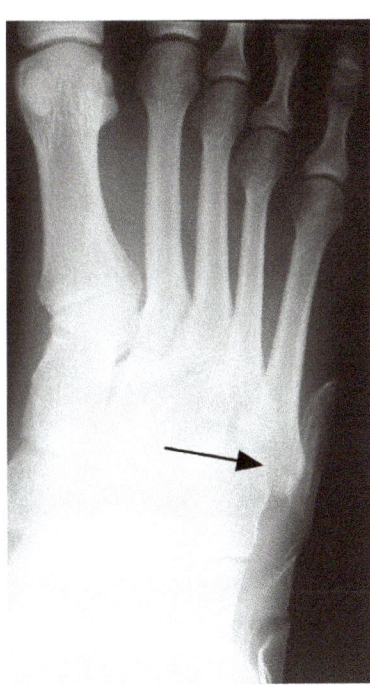
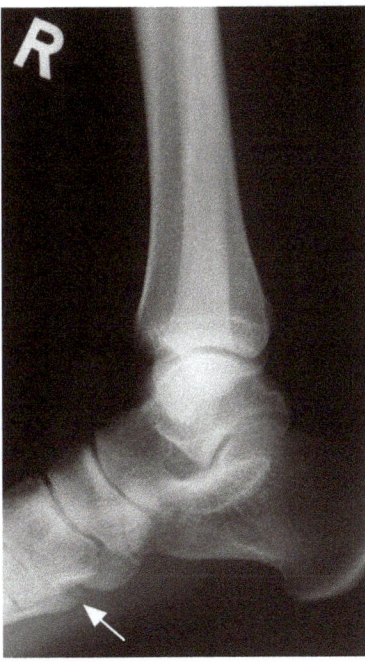

Figuur 11-2 en 11-3
De AP röntgenopname en de laterale opname tonen, vaag zichtbaar, de fractuurlijn door de basis van os metatarsale V

Figuur 11-4
Ter vergelijking wordt ook een röntgenfoto gemaakt van de gezonde linkervoet. De AP röntgenopname toont geen afwijkingen.

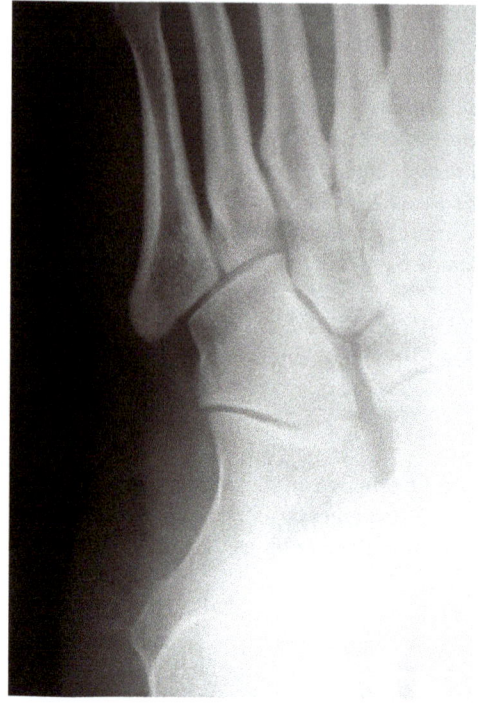

Figuur 11-5
De oblique opname van de aangedane rechtervoet toont duidelijk een avulsiefractuur van de basis van os metatarsale V.

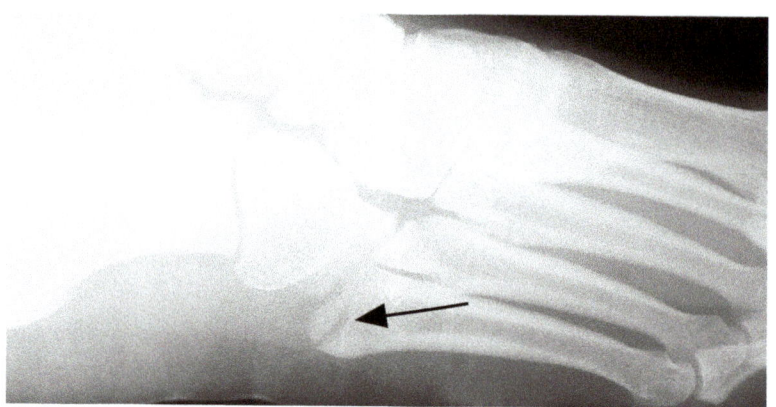

Diagnose

Avulsiefractuur van de basis van os metatarsale V

Therapie

De behandeling van een avulsiefractuur van het os metatarsale V is in eerste instantie conservatief. De voet wordt geïmmobiliseerd met gips gedurende een maand. Gedurende de daaropvolgende maand moet patiënt met een brace lopen.

Follow-up

Na twee maanden immobilisatie blijkt nog steeds geen consolidatie van de fractuur te bestaan. De röntgenfoto toont een ongewijzigde stand ten opzichte van de situatie zoals deze twee maanden geleden was. Er heeft geen callusvorming plaatsgevonden (*figuur 11-6*). Besloten wordt tot operatief ingrijpen. Gewoonlijk wordt daarbij het afgerukte botfragment vastgepind aan het os metatarsale V. Tijdens de operatie blijkt echter dat zich een nieuwe insertie van de pees heeft gevormd aan het os metatarsale V en dat het afgerukte botfragment zich nu als een 'accessoir' botje binnen de pees heeft genesteld. Dit botfragment wordt verantwoordelijk gehouden voor de hevige pijn bij contractie van de m. peroneus brevis. Het wordt daarom operatief van de pees losgeprepareerd en verwijderd. De patiënt krijgt nogmaals gedurende twee weken een spalk en daarna gedurende zeven weken onderbeengips. Deze langdurige immobilisatieperiode wordt voorgeschreven omdat men bevreesd is voor een nieuwe ruptuur of avulsie van de 'jonge', nog zwakke peesinsertie.

Het verdere beloop is nu zeer gunstig; patiënt is na verwijderen van het gips volledig klachtenvrij en wandelt twee maanden later – weliswaar met

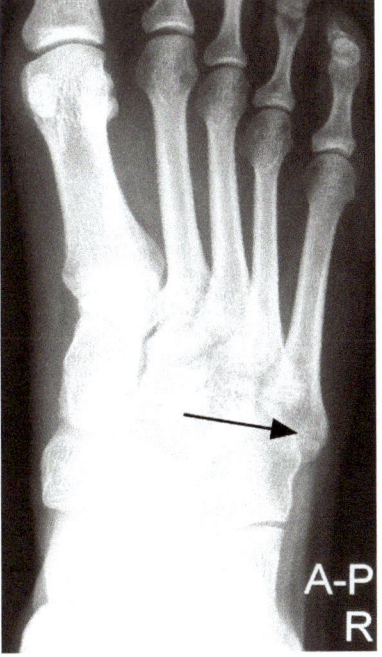 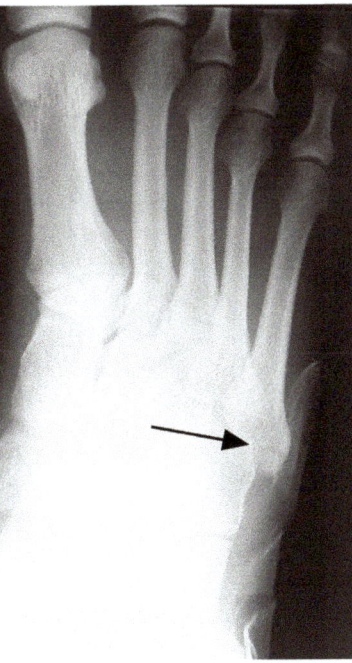

Figuur 11-6
Links: röntgenfoto gemaakt na de immobilisatieperiode van twee maanden.
Rechts: röntgenfoto gemaakt kort na het trauma. De recent genomen AP röntgenopname (links) toont een ongewijzigde stand ten opzichte van de situatie zoals deze twee maanden geleden was (rechts). Er is geen callusvorming.

Figuur 11-7
De geopereerde voet, enkele maanden na de ingreep.

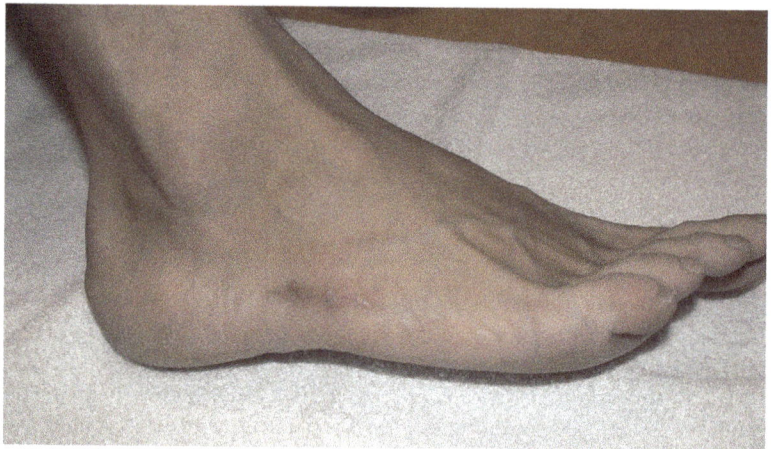

stevige bergschoenen – weer volop en zonder problemen tijdens zijn vakantie op Kreta.

Bespreking

Om na een enkeldistorsie te beoordelen of er sprake is van een *ruptuur* of een *fractuur*, zijn door Stiell e.a. na een uitgebreid klinisch onderzoek regels opgesteld met als doel om het aantal röntgenfoto's te beperken en de kans op het missen van een fractuur te minimaliseren.[1-3] Deze regels worden de Ottawa Ankle Rules genoemd.

Ottawa Ankle Rules

Als een (of meer) van de volgende bevindingen van toepassing is, moet – volgens de Ottawa Ankle Rules – een röntgenfoto worden gemaakt:
- De patiënt kan direct na het trauma *en* in de onderzoekskamer de enkel niet belasten door het maken van vier stappen. Dus: als de patiënt mankend *meer* dan vier passen kan zetten dan hoeft er vanwege *deze* regel geen röntgenfoto gemaakt te worden.
- Er is drukpijn aan de achterzijde van de laterale malleolus (onderste 6 cm).
- Er is drukpijn aan de achterzijde van de mediale malleolus (onderste 6 cm).
- Er is drukpijn op de basis van het os metatarsale V.
- Er is drukpijn op het os naviculare.

Achteraf kan men stellen dat bij onderhavige patiënt toepassing van de Ottawa Ankle Rules geleid zou hebben tot het direct maken van een röntgenfoto en de diagnose 'avulsiefractuur van de basis van os metatarsale V'. Misschien zou het direct immobiliseren van de voet geleid hebben tot een

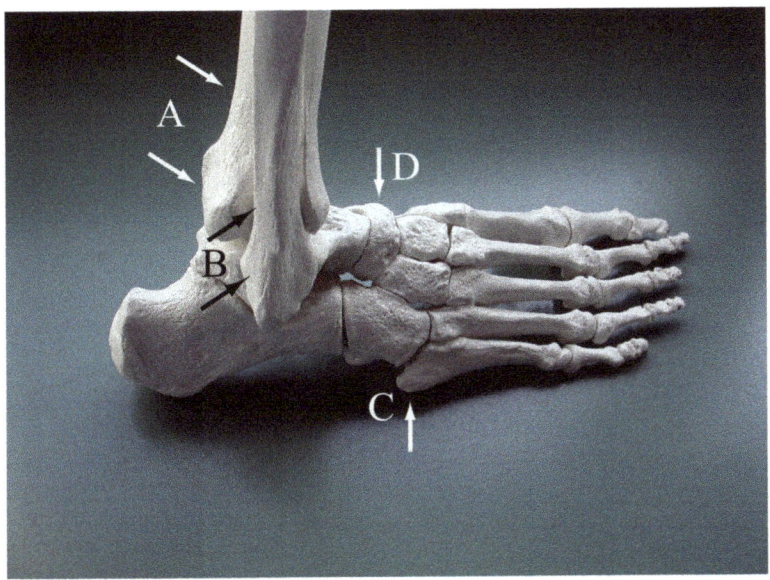

Figuur 11-8
Als een van de door pijlen aangegeven lokalisaties drukpijnlijk is, moet volgens de Ottawa Ankle Rules een röntgenfoto worden gemaakt omdat er kans bestaat op een fractuur.
A: de achterzijde van de mediale malleolus (onderste 6 cm).
B: de achterzijde van de laterale malleolus (onderste 6 cm).
C: de basis van het os metatarsale V.
D: het os naviculare.

consolidatie van de fractuur zonder toepassing van een operatie. Zekerheid hebben we hierover niet. Wel is bekend dat in nagenoeg alle gevallen een conservatieve behandeling (immobilisatie van de voet) goede resultaten oplevert.[4,5]

Verder toont de casus de meerwaarde van de oblique (driekwart) opname bij de beoordeling van een avulsie van de basis van het os metatarsale V. Standaard röntgenfoto's van enkel en voet tonen niet altijd de hier besproken avulsiefractuur.[6] Dit kan het bedrieglijke beeld geven van een intact skelet terwijl er toch sprake is van een fractuur. Het is dus raadzaam om, bij verdenking van een avulsie van de basis van het os metatarsale V, met een extra projectie dit deel van de voet beter zichtbaar te maken.

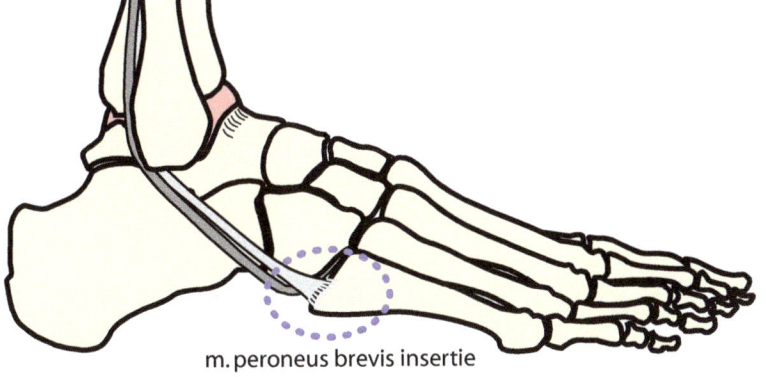

Figuur 11-9
Deze illustratie toont de insertie van de m. peroneus brevis aan de basis van het os metatarsale V. De pees van de m. peroneus longus verloopt onder de voet en insereert aan de plantaire zijde van het os cuneiforme mediale en het os metatarsale I.

Valkuil

Een enkeldistorsie veroorzaakt vaak een enorme zwelling en blauwverkleuring van enkel en voet. Een geringe zwelling kan de onterechte indruk geven van een mild letsel. Dit was ook het geval bij bovenstaande patiënt en deze inschattingsfout vormde dan ook de diagnostische valkuil van deze casus.

Literatuur

1 Stiell I, Wells G, Laupacis A, Brison R, Verbeek R, Vandemheen K, et al. Multicentre trial to introduce the Ottawa ankle rules for use of radiography in acute ankle injuries. Multicentre Ankle Rule Study Group. BMJ 1995; 311(7005):594-7.
2 Stiell IG, McKnight RD, Greenberg GH, Nair RC, McDowell I, Wallace GJ. Interobserver agreement in the examination of acute ankle injury patients. Am J Emerg Med 1992;10(1):14-7.
3 Stiell IG, Greenberg GH, McKnight RD, Nair RC, McDowell I, Reardon M, et al. Decision rules for the use of radiography in acute ankle injuries. Refinement and prospective validation. JAMA 1993;269(9):1127-32.
4 Gosele A, Schulenburg J, Ochsner PE. Early functional treatment of a 5th metatarsal fracture using an orthopedic boot. Swiss Surg 1997;3(2):81-4.
5 Wiener BD, Linder JF, Giattini JF. Treatment of fractures of the fifth metatarsal: a prospective study. Foot Ankle Int 1997;18(5):267-9.
6 Pao DG, Keats TE, Dussault RG. Avulsion fracture of the base of the fifth metatarsal not seen on conventional radiography of the foot: the need for an additional projection. Am J Roentgenol 2000;175(2):549-52.

12 Sinds drie jaar bestaande, vooral nachtelijke pijn in de linkerpols, die zich uitbreidt naar de gehele linkerarm en linker thoraxhelft

Philip VanLeene en Dos Winkel

Een 36-jarige winkelier klaagde al drie jaar over geleidelijk progressief toenemende pijn aan de dorsaal-ulnaire zijde van zijn linkerpols. De pijn was niet duidelijk belastingsafhankelijk, was altijd aanwezig, maar 's nachts het ergst. Sinds een jaar was de pijn ook gaan uitstralen: 'wanneer ik op mijn ribben druk, dan voel ik het in mijn pols'. Patiënt slikte, om 's nachts toch nog enigszins te kunnen slapen, allerhande pijnstillers en dronk veel meer alcohol dan vroeger.

Patiënt onderging verschillende onderzoeken, zoals conventioneel röntgenonderzoek, een CT-scan van de pols en van de onderarm, alsmede bloedonderzoek. Al deze onderzoekingen werden als negatief geprotocolleerd.

Uiteindelijk werd door een orthopedisch chirurg 'een vermoedelijk polsganglion' vastgesteld. Hiervoor werd patiënt geopereerd, maar of er tijdens de operatie werkelijk een ganglion/cyste gevonden werd, vermeldde het verhaal niet en patiënt beschikte niet over een operatieverslag. In ieder geval gaf deze ingreep geen enkele verbetering. Hierop stelde de orthopeed een tweede operatie voor, daar 'mogelijk niet alles verwijderd was'. Ook nu bleef de operatie zonder resultaat.

Status praesens

Met bovenstaand verhaal zien wij deze patiënt voor het eerst. Hij klaagt nu ook over pijn in de nek. Volgens hem komen al zijn klachten echter voort uit de pols.

Patiënt heeft de eerder gemaakte röntgenfoto's en CT-scans bij zich. In het os triquetrum is een ronde kern zichtbaar, die echter volgens het verslag van de radioloog geen klinische betekenis heeft en beschreven wordt als een 'botkern'. Deze zelfde 'botkern' is ook op de CT-scans goed zichtbaar.

Inspectie

Behalve littekens van de operaties voor de vermeende ganglia zijn er geen bijzonderheden.

Palpatie

De lokale huidtemperatuur is normaal.
Ter hoogte van het dorsale aspect van het os triquetrum is er extreme drukpijn.

Functieonderzoek

– Zowel actieve als passieve extensie van de pols doen eindstandig de continue pijn iets toenemen.
– Ditzelfde gebeurt bij extensie van de pols tegen weerstand.

Interpretatie Hier is vrijwel zeker sprake van een actief botproces. De nachtelijke pijn doet het meest denken aan een osteoïd osteoom.

Aanvullend onderzoek

Daar een actief proces het best door middel van een technetiumscan kan worden opgespoord, laten we eerst dit onderzoek uitvoeren. De scan toont duidelijk verhoogde activiteit tengevolge van een zeer lokaal proces aan de ulnaire zijde van de linkerhand.
Aansluitend laten we opnieuw een CT-onderzoek uitvoeren. Ook hier is de zogenaamde botkern goed zichtbaar, maar nu wordt deze omschreven als 'een typische nidus, zoals voorkomt bij een osteoïd osteoom'.

Diagnose

Osteoïd osteoom in het os triquetrum

Therapie

Patiënt wordt doorverwezen voor operatieve behandeling. In afwachting van zijn operatie neemt de patiënt nu aspirine, omdat pijn die wordt veroorzaakt door een osteoïd osteoom hier het beste op reageert.
Een week later wordt hij geopereerd, waarbij resectie plaatsvindt van de goedaardige tumor. Anatomisch-pathologisch onderzoek van het verwijderde tumorweefsel bevestigt de diagnose.

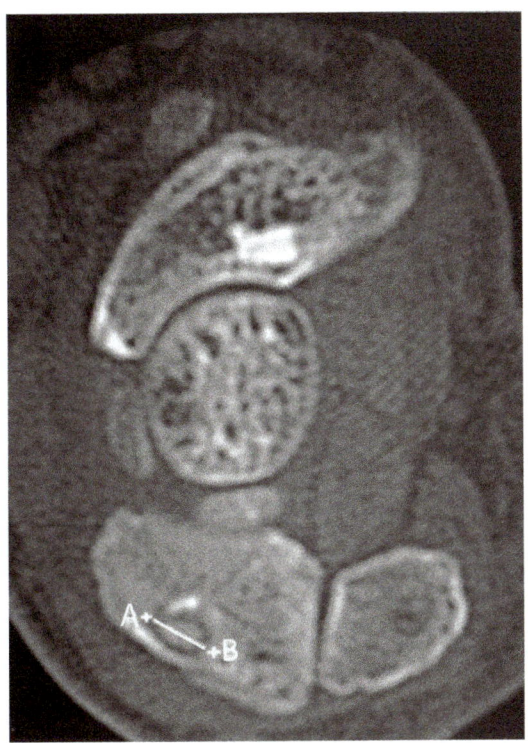

Figuur 12-1
Computertomogram toont een nidus in het os triquetrum, kenmerkend voor een osteoïd osteoom.

De nacht na de operatie meldt patiënt opgelucht dat de klachten zijn verdwenen.

Bespreking*

Een osteoïd osteoom is de meest voorkomende bottumor.[1] De tumor is meestal zeer klein (< 1 cm). Hij bestaat uit een centraal deel, de nidus genaamd, die wordt omgeven door een harde osteosclerotische rand. De tumor komt het frequentst voor in de leeftijd van 5 tot 20 jaar. Een osteoïd osteoom wordt vooral gezien in de lange pijpbeenderen, maar kan dus ook in andere botstukken voorkomen. De diagnose wordt vaak laat gesteld, in veel gevallen pas na een jaar.

Pijn is de belangrijkste klacht van de patiënt. De zeer lokale pijn is continu aanwezig maar wordt 's nachts het sterkst gevoeld. Aspirine heeft een opmerkelijk pijndempend effect op de tumor. Als de tumor intra-articulair is gelokaliseerd, kunnen symptomen van artritis ontstaan, wat een juiste diagnose vaak extra moeilijk maakt. Als een osteoïd osteoom zich in een groeischijf bevindt, kunnen vormafwijkingen in het bot ontstaan.[1]

Symptomatologie

---

* Deze bespreking bestaat onder meer uit fragmenten van eerder gepubliceerde casuïstiek, onder andere van Marc Martens en Jef Michielsen.

In *Orthopedische Casuïstiek* zijn al verschillende casussen gepubliceerd waarbij op het belang van nachtelijke pijn gewezen werd. Verdwijnt deze pijn niet met het innemen van een andere houding, of door de pijnlijke extremiteit te bewegen, dan moeten we in de eerste plaats aan een inflammatoir proces of aan een tumor te denken.

Diagnostiek Aangezien deze tumor bijzonder goed reageert op aspirine, is dat het eerste middel dat men dient te proberen: reageert de patiënt hier zeer goed op, dan vormt dit een extra aanwijzing voor de diagnose 'osteoïd osteoom'. Deze acetylsalicylzuurtest is zeer belangrijk: voor het slapen wordt 1000 mg ingenomen. De test is positief wanneer de patiënt veel beter en/of veel langer heeft geslapen dan met andere pijnstillers.

De volgende diagnostische stap is een botscan (conventionele röntgenfoto's zijn meestal al gemaakt): deze toont nauwkeurig de plaats van de aandoening, waarna de diagnose door middel van CT-scans en/of MRI kan worden bevestigd.

Therapie Hoewel een osteoïd osteoom gewoonlijk in drie tot zeven jaar spontaan verdwijnt, zijn de klachten meestal zo hevig dat operatieve behandeling vrijwel altijd geïndiceerd is. Met acetylsalicylzuur kan de patiënt meestal uren slapen, maar zal in de meeste gevallen toch weer wakker worden van de pijn.

Operatieve behandeling bestaat uit nauwkeurige excisie van het aangedane bot zonder het aangrenzende gezonde botweefsel te beschadigen. Open operatietechnieken worden de laatste jaren vervangen door percutane methoden met klein operatiemateriaal om postoperatieve complicaties tot een minimum te beperken. Percutane coagulatie* van de tumor met behulp van radiogolven is een nog elegantere methode. Hierbij wordt de tumor gedurende enkele minuten tot 90° C opgewarmd. Min of meer hetzelfde kan worden bereikt met laser.

Literatuur

1 Ghanem I. The management of osteoid osteoma: updates and controversies. Curr Opin Pediatr 2006;18(1):36-41.

---

* *Coagulatie = versterf van weefsel.*

Bijlage I

Criteria ter diagnosticering van een Chronisch Regionaal Pijn Syndroom type 1*

IASP-criteria:**
1 Ontstaan na een uitlokkende gebeurtenis (type 1) of na een zenuwletsel (type 2).
2 De aanwezigheid van spontane pijn of allodynie/hyperalgesie in een gebied dat niet behoort tot het verzorgingsgebied van een perifere zenuw en dat disproportioneel is ten aanzien van de uitlokkende gebeurtenis.
3 De aanwezigheid – anamnestisch of bij lichamelijk onderzoek – van oedeem, abnormale huiddoorbloeding of abnormale sudomotorische activiteit in de regio van de pijn sinds de uitlokkende gebeurtenis.
4 De diagnose wordt verworpen bij aanwezigheid van condities die een verklaring kunnen bieden voor de mate van pijn en disfunctie.

Er moet minimaal aan criteria 2, 3 en 4 worden voldaan.
NB: dat betekent dat volgens bovenstaande criteria niet per se sprake hoeft te zijn van een uitlokkende gebeurtenis.

Aangepaste criteria voor CRPS-1-onderzoeksdoeleinden volgens Bruehl e.a.:[1]
1 Continue persisterende pijn die in geen verhouding staat tot de ernst van het doorgemaakte letsel.
2 Eén symptoom uit elk van de vier volgende categorieën dient *door patiënt te worden vermeld*:
   – sensorisch: hyperesthesie;
   – sudomotorisch***/oedeem: oedeem en/of verandering in zweten en/of transpiratie asymmetrie;
   – vasomotorisch: temperatuurasymmetrie en/of huidskleurveranderingen en/of huidskleurasymmetrie;

---

*   *Overgenomen uit: Richtlijn Complex Regionaal Pijn Syndroom type I. Nederlandse Vereniging van Revalidatieartsen. Nederlandse Vereniging voor Anesthesiologie. Alphen aan den Rijn: Van Zuiden Communications BV, 2006.*
** *The International Association for the Study of Pain.*
*** *Sudomotorisch = met betrekking tot zweetsecretie.*

- motorisch/trofisch: bewijs van afname van bewegingstraject en/of motorische disfunctie (zwakte, tremor, dystonie) en/of trofische veranderingen (haren, nagels, huid).
3 Eén teken in twee of meer van de volgende categorieën dient *bij lichamelijk onderzoek* aanwezig te zijn:
   1 sensorisch: bewijs van hyperalgesie (pinpriktest) en/of allodynie* (bij lichte aanraking);
   2 vasomotorisch: bewijs van temperatuurasymmetrie en/of huidskleurveranderingen en/of asymmetrie;
   3 sudomotorisch/oedeem: bewijs van oedeem en/of zweetverandering en/of transpiratie-asymmetrie;
   4 motorisch/trofisch: bewijs van afname van bewegingstraject en/of motorische disfunctie (zwakte, tremor, dystonie) en/of trofische veranderingen (haren, nagels, huid).

Diagnostische criteria volgens Veldman e.a.:[2]
1 Er is sprake van vier of vijf van onderstaande criteria:
   - onverklaarde diffuse pijn;
   - verschil in huidskleur;
   - diffuus oedeem;
   - verschil in huidtemperatuur;
   - actieve bewegingsbeperking.
2 Het ontstaan of verergeren van de symptomen na inspanning.
3 Symptomen in een gebied groter dan het gebied van het primaire letsel of operatie en in ieder geval in het gebied *distaal van het primaire letsel*.

Aanbevelingen van de auteur:
Let vooral op de volgende drie punten:
1 De aandoening moet zich distaal van het primaire letsel bevinden.
2 Er moet continue persisterende pijn bestaan *die in geen verhouding staat tot de ernst van het doorgemaakte letsel*.
3 De diagnose wordt verworpen bij aanwezigheid van condities (of verborgen letsels) die een verklaring kunnen bieden voor de mate van pijn en disfunctie.

Literatuur

1 Bruehl S, Harden RN, Galer BS, Saltz S, Bertram M, Backonja M, et al. External validation of IASP diagnostic criteria for Complex Regional Pain Syndrome and proposed research diagnostic criteria. International Association for the Study of Pain. Pain 1999;81(1-2):147-54.
2 Veldman PH, Reynen HM, Arntz IE, Goris RJ. Signs and symptoms of reflex sympathetic dystrophy: prospective study of 829 patients. Lancet 1993; 342(8878):1012-16.

---

* *Allodynie = stoornis in de pijngewaarwording.*

Bijlage II

Het 'sign of the buttock'

Het 'sign of the buttock' is een door Cyriax beschreven fenomeen dat bestaat uit drie positieve tests. Deze zijn:
- straight-leg-raise-test is positief;
- pijnlijk beperkte passieve flexie van de heup bij gebogen knie met een leeg eindgevoel;
- een niet-capsulaire bewegingsbeperking van het heupgewricht.

Naast een vrij zeldzame combinatie van een radiculair syndroom en een aandoening van het sacro-iliacale gewricht, moet bij het 'sign of the buttock' worden gedacht aan ernstige aandoeningen in de heupregio zoals infectieuze en maligne processen. Bij verdenking hierop dient de patiënt specialistisch te worden onderzocht.

Capsulair patroon van het heupgewricht:
1 endorotatie;
2 flexie - abductie - extensie in gelijke mate.

Bijlage III

De MRC-schaal, een maat voor spierkracht

De Medical Research Scale geeft een indruk van de mate van spierkracht. Onderstaande gradaties zijn gemodificeerd volgens Paternostro-Sluga:[1] gradatie 2-3, 3-4 en 4-5 zijn toegevoegd om de meting nauwkeuriger te maken.

Graad 0
Er is geen spiercontractie mogelijk.

Graad 1
Er is spiercontractie mogelijk maar er is geen bewegingseffect.

Graad 2
De spier is in staat tot contraheren: er is sprake van bewegingseffect als de invloed van de zwaartekracht wordt uitgeschakeld. Een volledige bewegingsuitslag is dan mogelijk.

Graad 2-3
De spier is in staat tot contraheren: er is sprake van een bewegingseffect van minder dan 50% van de volledige bewegingsuitslag, tegen de invloed van de zwaartekracht in.

Graad 3
De spier is in staat tot contraheren: er is sprake van een bewegingseffect, ook tegen de invloed van de zwaartekracht in. Een bewegingsuitslag van meer dan 50% is mogelijk.

Graad 3-4
Ook tegen manuele weerstand is beweging mogelijk: de totale bewegingsuitslag is minder dan 50%.

Graad 4
Tegen manuele weerstand is beweging mogelijk: de totale bewegingsuitslag is meer dan 50%.

Graad 4-5
Er is beweging mogelijk tegen forse manuele weerstand, maar de kracht is minder dan die aan de contralaterale zijde.

Graad 5
Normale spierfunctie.

Literatuur

1 Paternostro-Sluga T, Grim-Stieger M, Posch M, Schuhfried O, Vacariu G, Mittermaier C, et al. Reliability and validity of the Medical Research Council (MRC) scale and a modified scale for testing muscle strength in patients with radial palsy. J Rehabil Med 2008;40(8):665-71.

Verwijzingen naar eerder verschenen
Orthopedische Casuïstiek

Soms wordt in het boek verwezen naar reeds eerder verschenen patiëntencasuïstiek. Deze casuïstiek staat in de online vakbibliotheek van Bohn Stafleu van Loghum en is via internet te raadplegen door abonnees van *Orthopedische Casuïstiek*.

Nadere informatie hierover is te vinden op de website van:
– de uitgever: www.bsl.nl
– de redactie van *Orthopedische Casuïstiek*: www.orthopedischecasuistiek.nl

Register

A

accessoir botje	95
acetylsalicylzuurtest	102
acrodermatitis chronica atrophicans	26
allodynie	103
amyotrofie, neuralgische	72, 77
aneurysmatische botcyste	63
artritis, van het proximale tibiofibulaire gewricht	88
aspirine	101
autografts	68
auto-immuunreactie	73
avulsiefractuur	93, 95

B

Basedow, syndroom van -	89
Bechterew, ziekte van -	38
beenmergtumor	57
biologicals	39
blokkeringsklachten	83
Borrelia afzelii	28
Borrelia burgdorferi	24
Borrelia garinii	28
botcyste	
–, aneurysmatische	63
–, juxta-articulaire	63, 66
–, solitaire	60, 63, 65
–, subchondrale	66
botcysten	63
botmetastasen in het bekken	53
botplastiek	66
Bruehl, criteria volgens -	7, 12
bursitis, subacromiale	75

C

callusvorming	95
causalgie	11
chondromatose, synoviale	84
chondrosarcoom	69
Chronisch Regionaal Pijn Syndroom, type 1	7, 11, 103
colitis ulcerosa	43
collumfractuur, symptomen	46
coördinatietraining	81
corpus liberum	84
corticosteroïden	39, 73
criteria volgens Bruehl	7, 12
criteria volgens Veldman	7, 12, 104
CRPS, diagnostische criteria	7
CRPS-1	7, 11, 103
cryochirurgie	64
cryotherapie	65
curettage	68
cyste	60, 63
–, synoviale	66

D

diclofenac retard	80
disease modifying anti-rheumatic drugs	39
DMARD's	39
DMSO-crème	14
DMSO-zalf	5
doofheid, sensorineurale	19
dystrofie, posttraumatische	5, 11

E

elektrostimulatie	80
ELISA-test	30
embolisatie	64

enkeldistorsie	91
erytheem	26
erythema (chronicum) migrans	25

F

facialisparese	25
fascia plantaris	59
fasciitis plantaris	59
femurhalsfractuur	45
frozen shoulder	75

G

ganglion	66
–, intraossaal	66
–, pols-	99
Garden-I-fractuur	46
Graves, ziekte van -	89

H

hanentred	55
hemangio-endothelioom	69
hernia nuclei pulposi (HNP)	26, 75
hyperalgesie	103
hyperbare kamer	19
hyperesthesie	103
hypoventilatie	81

I

IASP-criteria	8, 12, 103
ILADS	30
infliximab	39
internal derangement	84
intramedullaire metaplasie	67
intraossaal ganglion	66
Ixodes ricinus	23

J

jarisch-herxheimerreactie	31
juxta-articulaire botcyste	63, 66

K

Kahler, ziekte van -	57
Kienböck, ziekte van -	66
klapvoet	55

L

liespijn	45
ligamentum talofibulare anterius	92

lipoom	69
Lyme, ziekte van -	20, 23
Lyme-artritis	26
lymeborreliose	23
Lyme-carditis	27
lymphocytoma cutis	26

M

m. extensor digitorum	72
m. extensor indicis	72
m. flexor digiti minimi brevis	93
m. peroneus brevis	93, 97
m. serratus anterior	72
m. subscapularis	72
m. tibialis anterior	56
m. triceps	72
m. triceps brachii	72
maligne processen	54
mallet finger	5
mallet-fingerspalkjes	9
meniscusletsel	84
metafyse	63
metaplasie, intramedullaire	67
Methotrexaat (MTX)	39
morfinomimeticum	80
MRC-graad	78
MS Contin	80
mucoïde	66
multipel erythema migrans	28
myelomeningoradiculitis	26
myeloom	57

N

nervus phrenicus	81
neuralgische amyotrofie	72, 73, 77
neuroborreliose	25
neuropathische pijn	73
nidus	100
nodulaire synovitis	85
nodulus	84
NSAID's	39

O

orthopneu	81
os cuneiforme mediale	97
os metatarsale I	97
os metatarsale V	93
os pubis, fractuur van	47

Register

os pubisfractuur, beeldvorming	49
os triquetrum	99
osteoblastoom	69
osteoïd osteoma	69
osteoïd osteoom	100, 101
osteosarcoom	63
Ottawa Ankle Rules	96

P

papel	25
parese, vlekkige	77
Parsonage en Turner, syndroom van -	73
percutane coagulatie	102
plasmacellen	57
plasmocytoom	56
–, solitair	57
pleiocytose	30
plexopathie	73
plexus brachialis	72
plexusbrachialisneuritis	73
polsganglion	99
polyneuropathie	51
post-lymesyndroom	31
posttraumatische dystrofie	5, 11
prednison	73
proximale tibiofibulaire gewricht, artritis	88
pseudoblokkering	83
psoriatische artritis	43

R

reflexdystrofie, sympathische	11
Reiter, ziekte van -	43
Remicade®	39
reusceltumor	63, 69
rotator-cuffactivatie	80

S

SAARD's	39
scapula alata	78
schildklieraandoening	89
sensorineurale doofheid	19
sign of the buttock	53, 105

solitair plasmocytoom	57
solitaire botcyste	60, 63, 65
straight-leg-raise-test	105
subacromiale bursitis	75
subchondrale botcyste	66
südeckdystrofie	11
sudomotorisch	103
sympathische reflexdystrofie	11
syndroom van Basedow	89
syndroom van Parsonage en Turner	73
synoviale chondromatose	84
synoviale cyste	66
synovitis, nodulaire	85
synovitis villonodularis pigmentosa	85

T

tekenbeet	23
tendinitis calcarea	75
TENS	14
tibiofibulaire gewricht	88
–, artritis	88
tinnitus	19
TNF-alfablokkers	39

V

Veldman, criteria volgens -	7, 12, 104
verzwikking	91
vitamine C	14
vlekkige parese	77
Von Basedow	89

W

Western Blot-test	30

Z

ziekte van Bechterew	38
ziekte van Graves	89
ziekte van Kahler	57
ziekte van Kienböck	66
ziekte van Lyme	20, 23
ziekte van Reiter	43
zwikneiging	91

GPSR Compliance
The European Union's (EU) General Product Safety Regulation (GPSR) is a set of rules that requires consumer products to be safe and our obligations to ensure this.

If you have any concerns about our products, you can contact us on

ProductSafety@springernature.com

In case Publisher is established outside the EU, the EU authorized representative is:

Springer Nature Customer Service Center GmbH
Europaplatz 3
69115 Heidelberg, Germany

www.ingramcontent.com/pod-product-compliance
Ingram Content Group UK Ltd.
Pitfield, Milton Keynes, MK11 3LW, UK
UKHW050417240426
12048UKWH00014B/683

9 789031 374755